全国中医药行业高等教育"十三五"规划教材

全国高等中医药院校规划教材（第十版）

腧穴解剖学

（供中医学、针灸推拿学、中西医临床医学等专业用）

主　审
严振国（上海中医药大学）

主　编
邵水金（上海中医药大学）

副 主 编
赵学纲（山东中医药大学）　　武煜明（云南中医学院）
罗亚非（贵阳中医学院）　　　徐　强（黑龙江中医药大学）
李新华（湖南中医药大学）

编　委（以姓氏笔画为序）
王龙海（安徽中医药大学）　　王志福（福建中医药大学）
王怀福（河北中医学院）　　　刘延祥（天津中医药大学）
关建军（陕西中医药大学）　　牟芳芳（上海中医药大学）
李良文（成都中医药大学）　　张　进（广州中医药大学）
陈彦文（甘肃中医药大学）　　孟凡洁（长春中医药大学）
郝　莉（河南中医药大学）　　段妍君（湖北中医药大学）
高书亮（江西中医药大学）　　唐　莹（辽宁中医药大学）
储开博（山西中医药大学）　　廖彦博（广西中医药大学）
薛卫国（北京中医药大学）

中国中医药出版社
·北 京·

图书在版编目（CIP）数据

腧穴解剖学 / 邵水金主编 . —北京：中国中医药出版社，2017.7（2022.11重印）

全国中医药行业高等教育"十三五"规划教材

ISBN 978 – 7 – 5132 – 4254 – 7

Ⅰ.①腧… Ⅱ.①邵… Ⅲ.①俞穴（五腧）– 人体解剖学 – 中医学院 – 教材
Ⅳ.① R224.2

中国版本图书馆 CIP 数据核字（2017）第 121238 号

请到"医开讲 & 医教在线"（网址：www.e-lesson.cn）
注册登录后，刮开封底"序列号"激活本教材数字化内容。

中国中医药出版社出版

北京经济技术开发区科创十三街 31 号院二区 8 号楼

邮政编码　100176

传真　010-64405721

河北品睿印刷有限公司印刷

各地新华书店经销

开本 850×1168　1/16　印张 14　字数 349 千字

2017 年 7 月第 1 版　　2022 年 11 月第 6 次印刷

书号　ISBN 978 – 7 – 5132 – 4254 – 7

定价　49.00 元

网址　www.cptcm.com

服 务 热 线　010-64405510

购 书 热 线　010-89535836

维 权 打 假　010-64405753

微信服务号　zgzyycbs

微商城网址　https://kdt.im/LIdUGr

官 方 微 博　http://e.weibo.com/cptcm

天猫旗舰店网址　https://zgzyycbs.tmall.com

如有印装质量问题请与本社出版部联系（010-64405510）

版权专有　侵权必究

全国中医药行业高等教育"十三五"规划教材

全国高等中医药院校规划教材（第十版）

专家指导委员会

名誉主任委员

王国强（国家卫生计生委副主任　国家中医药管理局局长）

主 任 委 员

王志勇（国家中医药管理局副局长）

副 主 任 委 员

王永炎（中国中医科学院名誉院长　中国工程院院士）

张伯礼（教育部高等学校中医学类专业教学指导委员会主任委员
　　　　天津中医药大学校长）

卢国慧（国家中医药管理局人事教育司司长）

委 员（以姓氏笔画为序）

王省良（广州中医药大学校长）

王振宇（国家中医药管理局中医师资格认证中心主任）

方剑乔（浙江中医药大学校长）

左铮云（江西中医药大学校长）

石　岩（辽宁中医药大学校长）

石学敏（天津中医药大学教授　中国工程院院士）

卢国慧（全国中医药高等教育学会理事长）

匡海学（教育部高等学校中药学类专业教学指导委员会主任委员
　　　　黑龙江中医药大学教授）

吕文亮（湖北中医药大学校长）

刘　星（山西中医药大学校长）

刘兴德（贵州中医药大学校长）

刘振民（全国中医药高等教育学会顾问　北京中医药大学教授）

安冬青（新疆医科大学副校长）

许二平（河南中医药大学校长）

孙忠人（黑龙江中医药大学校长）

孙振霖（陕西中医药大学校长）

严世芸（上海中医药大学教授）

李灿东（福建中医药大学校长）

李金田（甘肃中医药大学校长）

余曙光（成都中医药大学校长）

宋柏林（长春中医药大学校长）

张欣霞（国家中医药管理局人事教育司师承继教处处长）

陈可冀（中国中医科学院研究员　中国科学院院士　国医大师）

范吉平（中国中医药出版社社长）

周仲瑛（南京中医药大学教授　国医大师）

周景玉（国家中医药管理局人事教育司综合协调处处长）

胡　　刚（南京中医药大学校长）

徐安龙（北京中医药大学校长）

徐建光（上海中医药大学校长）

高树中（山东中医药大学校长）

高维娟（河北中医学院院长）

唐　　农（广西中医药大学校长）

彭代银（安徽中医药大学校长）

路志正（中国中医科学院研究员　国医大师）

熊　　磊（云南中医药大学校长）

戴爱国（湖南中医药大学校长）

秘　书　长

卢国慧（国家中医药管理局人事教育司司长）

范吉平（中国中医药出版社社长）

办公室主任

周景玉（国家中医药管理局人事教育司综合协调处处长）

李秀明（中国中医药出版社副社长）

李占永（中国中医药出版社副总编辑）

全国中医药行业高等教育"十三五"规划教材

编审专家组

组　长

王国强（国家卫生计生委副主任　国家中医药管理局局长）

副组长

张伯礼（中国工程院院士　天津中医药大学教授）

王志勇（国家中医药管理局副局长）

组　员

卢国慧（国家中医药管理局人事教育司司长）

严世芸（上海中医药大学教授）

吴勉华（南京中医药大学教授）

王之虹（长春中医药大学教授）

匡海学（黑龙江中医药大学教授）

刘红宁（江西中医药大学教授）

翟双庆（北京中医药大学教授）

胡鸿毅（上海中医药大学教授）

余曙光（成都中医药大学教授）

周桂桐（天津中医药大学教授）

石　岩（辽宁中医药大学教授）

黄必胜（湖北中医药大学教授）

前　言

为落实《国家中长期教育改革和发展规划纲要（2010—2020 年）》《关于医教协同深化临床医学人才培养改革的意见》，适应新形势下我国中医药行业高等教育教学改革和中医药人才培养的需要，国家中医药管理局教材建设工作委员会办公室（以下简称"教材办"）、中国中医药出版社在国家中医药管理局领导下，在全国中医药行业高等教育规划教材专家指导委员会指导下，总结全国中医药行业历版教材特别是新世纪以来全国高等中医药院校规划教材建设的经验，制定了"'十三五'中医药教材改革工作方案"和"'十三五'中医药行业本科规划教材建设工作总体方案"，全面组织和规划了全国中医药行业高等教育"十三五"规划教材。鉴于由全国中医药行业主管部门主持编写的全国高等中医药院校规划教材目前已出版九版，为体现其系统性和传承性，本套教材在中国中医药教育史上称为第十版。

本套教材规划过程中，教材办认真听取了教育部中医学、中药学等专业教学指导委员会相关专家的意见，结合中医药教育教学一线教师的反馈意见，加强顶层设计和组织管理，在新世纪以来三版优秀教材的基础上，进一步明确了"正本清源，突出中医药特色，弘扬中医药优势，优化知识结构，做好基础课程和专业核心课程衔接"的建设目标，旨在适应新时期中医药教育事业发展和教学手段变革的需要，彰显现代中医药教育理念，在继承中创新，在发展中提高，打造符合中医药教育教学规律的经典教材。

本套教材建设过程中，教材办还聘请中医学、中药学、针灸推拿学三个专业德高望重的专家组成编审专家组，请他们参与主编确定，列席编写会议和定稿会议，对编写过程中遇到的问题提出指导性意见，参加教材间内容统筹、审读稿件等。

本套教材具有以下特点：

1. 加强顶层设计，强化中医经典地位

针对中医药人才成长的规律，正本清源，突出中医思维方式，体现中医药学科的人文特色和"读经典，做临床"的实践特点，突出中医理论在中医药教育教学和实践工作中的核心地位，与执业中医（药）师资格考试、中医住院医师规范化培训等工作对接，更具有针对性和实践性。

2. 精选编写队伍，汇集权威专家智慧

主编遴选严格按照程序进行，经过院校推荐、国家中医药管理局教材建设专家指导委员会专家评审、编审专家组认可后确定，确保公开、公平、公正。编委优先吸纳教学名师、学科带头人和一线优秀教师，集中了全国范围内各高等中医药院校的权威专家，确保了编写队伍的水平，体现了中医药行业规划教材的整体优势。

3. 突出精品意识，完善学科知识体系

结合教学实践环节的反馈意见，精心组织编写队伍进行编写大纲和样稿的讨论，要求每门教材立足专业需求，在保持内容稳定性、先进性、适用性的基础上，根据其在整个中医知识体系中的地位、学生知识结构和课程开设时间，突出本学科的教学重点，努力处理好继承与创新、理论与实践、基础与临床的关系。

4. 尝试形式创新，注重实践技能培养

为提升对学生实践技能的培养，配合高等中医药院校数字化教学的发展，更好地服务于中医药教学改革，本套教材在传承历版教材基本知识、基本理论、基本技能主体框架的基础上，将数字化作为重点建设目标，在中医药行业教育云平台的总体构架下，借助网络信息技术，为广大师生提供了丰富的教学资源和广阔的互动空间。

本套教材的建设，得到国家中医药管理局领导的指导与大力支持，凝聚了全国中医药行业高等教育工作者的集体智慧，体现了全国中医药行业齐心协力、求真务实的工作作风，代表了全国中医药行业为"十三五"期间中医药事业发展和人才培养所做的共同努力，谨向有关单位和个人致以衷心的感谢！希望本套教材的出版，能够对全国中医药行业高等教育教学的发展和中医药人才的培养产生积极的推动作用。

需要说明的是，尽管所有组织者与编写者竭尽心智，精益求精，本套教材仍有一定的提升空间，敬请各高等中医药院校广大师生提出宝贵意见和建议，以便今后修订和提高。

国家中医药管理局教材建设工作委员会办公室

中国中医药出版社

2016 年 6 月

编写说明

《腧穴解剖学》是全国中医药行业高等教育"十三五"规划教材和全国高等中医药院校规划教材。该书是以《中医应用腧穴解剖学》（邵水金主编，全国中医药行业高等教育"十二五"规划教材，中国中医药出版社，2014 年）为蓝本重新编写而成的，为上海中医药大学严振国名师工作室研究项目，供全国高等中医药院校中医学、针灸推拿学、中西医临床医学等专业本科生和研究生使用。

腧穴解剖学是研究腧穴的层次结构、毗邻结构以及针刺意外与预防的一门学科，是基础医学与临床医学之间的一门桥梁课程。该课程是腧穴学与局部解剖学相结合的跨学科课程，是科研成果向教学转化的成功范例，也是中西医结合领域中现代医学与传统医学相融合的创新性课程，学习目的在于通过全面掌握腧穴解剖结构，为后续临床课程奠定良好的基础，为提高临床针灸疗效和避免针刺意外事故发生提供保障。

本教材遵照"三基""五性"和"三特定"的教材编写原则，贯穿以学生为中心的编写理念，以满足中医药高等教育事业发展和人才培养目标。在编写思路上，保持了本学科知识的系统性和完整性，体现了基础教材的科学性和先进性。在编写过程中，力求做到语句精练、层次分明、重点突出、通俗易懂，注意体现中医特色，密切联系针灸临床，具有广泛的实际应用价值。

本书包括绪论以及头部、颈部、胸部、腹部、盆部与会阴、脊柱区、上肢、下肢腧穴解剖 8 章。绪论包括课程的性质和任务、课程的发展历程、腧穴的层次结构、腧穴的定位方法、十四经的循行径路和腧穴名称等内容；其余各章包括局部概述、应用解剖和腧穴解剖结构。全书插图 168 幅，其中大部为彩色插图，做到了图文并茂。本教材选取了 159 个临床常用腧穴，内容包括所属经脉、体表定位、操作方法、临床主治、进针层次、毗邻结构、针刺意外与预防，其中 136 幅腧穴断面解剖彩图均来源于《经穴断面解剖图解》（严振国主编，上海科学技术出版社出版，2002 年）。

本书由全国 20 余所中医药院校专家、教授共同编写。在编写过程中，得到了中国中医药出版社的大力支持，得到了全国各兄弟院校同道的热情帮助，得到了上海中医药大学严振国终身教授的细心审阅，在此一并表示真诚的谢意！

本教材数字化工作是在国家中医药管理局中医药教育教学改革研究项目支持下，由中国中医药出版社资助展开的。该项目（编号：GJYJS16167）由邵水金负责。

由于我们的水平有限，书中若有不足之处，希望在使用过程中能得到广大师生和读者的批评指正，以便再版时修订和完善。

《腧穴解剖学》编委会
2017 年 5 月

目 录

绪 论

　　针灸学是中医学中的一个重要组成部分，针灸治病通过刺激腧穴来疏通经络、调和气血，从而发挥其防治疾病的作用。尽管针灸疗法本身是安全的，如果医生掌握不当，针刺某些腧穴就可能发生意外事故，轻者可能造成患者一时痛苦，重者则可能导致脏器严重损伤，甚至死亡。针对中医针灸临床发展的需要，以严振国教授为首的研究团队开展了大量的基础研究，并编写了系列教材，在国内率先开设了腧穴解剖学课程的教学。该课程是腧穴学与局部解剖学相结合的跨学科课程，是科研成果向教学转化的成功范例，也是中西医结合领域中现代医学与传统医学相融合的创新性课程。

一、课程的性质和任务

　　腧穴解剖学是研究腧穴的层次结构、毗邻结构以及针刺意外与预防的一门学科。学习目的在于掌握腧穴的体表定位、操作方法、临床主治、进针层次、毗邻结构、针刺意外与预防等内容，为后续临床实践奠定良好的形态学基础，为提高临床针刺疗效和避免针刺意外事故发生提供保障。因此，腧穴解剖学是基础医学与临床医学之间的一门桥梁课程。

二、课程的发展历程

　　1975 年开始，以上海中医药大学人体解剖学教研室严振国教授为首的研究团队对全身十四经 361 个经穴及 78 个经外奇穴进行了系列研究。在尸体上标经定穴，然后低温冰冻，再经过穴位做多种断面切割，以反映多种角度、深度、范围时所涉及的解剖结构。通过对穴位断面解剖结构的观察与分析，在不破坏断面结构的情况下，辨明针刺方向、角度和深度与解剖结构的关系，研究结果经整理后编写了第一本教学讲义《应用解剖与穴位层次结构》，首次于1978 年、1981 年分别面向本科生、研究生开设了该课程的教学。

　　随着穴位形态结构研究的全面深入，研究成果进一步得到升华，于 1983 年、1986 年、1990 年、2002 年先后出版了《经穴断面解剖图解》（上肢部分、下肢部分、头颈胸部和腹盆部四本）等多本专著，并于 1980 年创建了上海中医学院"经穴断面解剖陈列室"。该陈列室先后接待了大量国内外学者与访问团体，得到了专家们的一致好评。受卫生部委托，还于 1987 年举办了"全国经穴解剖高师班"，面向全国中医药院校推广该课程的教学，来自全国中医药院校的17 名学员参与了长达半年的进修学习，在国内外产生了较大的影响。由此，南京中医药大学、北京中医药大学、黑龙江中医药大学、天津中医药大学、湖南中医药大学、广州中医药大学、广西中医药大学、云南中医学院、贵阳中医学院、山东中医药大学等陆续开设了本课程的教学。

　　1990 年，上海中医学院等多所中医药院校编写的《常用穴位解剖基础》正式出版，成为本科生和研究生的教材。2001 年，上海研究生教育用书《中医应用腧穴解剖学》出版，成为研究生教学的正式教材。2001 年，上海普通高校"九五"重点教材《常用穴位解剖多媒体》（光盘）出版，成为该课程的教学光盘。2005 年，全国高等中医药院校教材《中医应用腧穴解剖学》出版。2013 年，全国普通高等教育中医药类精编教材和普通高等教育"十一五"国家级规划教材《腧穴解剖学》出版，该教材获得 2015 年上海普通高校优秀教材奖。2015 年，全国中医药行业高等教育"十二五"规划教材《中医应用腧穴解剖学》出版。

2003 年，上海中医药大学"经穴解剖实验室"经国家中医药管理局批准成为首批中医药科研三级实验室。该实验室多年来一直承担大量经穴解剖课题研究，为本课程的教学提供了良好的科学研究平台。

2005 年，上海中医药大学成立和启动了"严振国名师工作室"，传承人及其团队通过开展名师传承研究工程工作，整理和研究了名师的学术思想和教学经验，继承和弘扬了名师的学术观点和教学方法，培养和造就了一支优秀的腧穴解剖学课程教学和科研团队。

2008 年，上海中医药大学启动了"经穴断面解剖陈列室"的改扩建工作，并更名为"人体与经穴解剖标本陈列馆"。通过建设，逐步将其建成一个设施完备，功能齐全，具有较高中西医现代科技含量的腧穴解剖学教学、科研和实验展示基地，于 2010 年 7 月面向全校师生开放。

2011 年腧穴解剖学建设成为上海中医药大学精品课程，同年还立项为上海市教委重点课程的建设项目，2012 年腧穴解剖学建设成为上海市精品课程。该课程网上资源由课程介绍、师资队伍、申请表、教学研究、课程资源、实践教学、师生互动、名师工作室、陈列馆、三级实验室十大模块组成，教学课件、教学大纲、教学日历、课程教案、标本图片、复习思考题、授课录像、教学光盘、教学录像等资源均可通过网络查阅，为学习本课程提供了良好的网络教学平台。

上海中医药大学还重视腧穴解剖学课程的示范和辐射效应，2001 年起在香港浸会大学中医药学院每年开课，2003 年起面向日本、韩国短期留学生每年开课，2008 年起在日本滋庆学园面向研究生开课，为中医走向世界做出了贡献。

三、腧穴的层次结构

在针刺操作时，针灸针由浅入深多穿过皮肤、皮下组织、深筋膜和肌肉等层次结构，其间还分布有大量血管、淋巴管、神经及神经末梢等结构，现简要介绍如下。

（一）皮肤

皮肤 skin 被覆于身体表面，在口、鼻、肛门、尿道口及阴道口等处，皮肤移行于体内管腔黏膜。皮肤约占体重的 8%，成人面积为 $1.2 \sim 2m^2$，是人体面积最大的器官。皮肤的厚度因个体、性别、年龄和部位不同而有所不同。据初步测定，我国男性皮肤厚度（不包括皮下组织）通常为 $0.4 \sim 5mm$。枕项部、背肩部和臀部皮肤都较厚，约为 2.2mm；臂内侧皮肤较薄，约为 0.5mm；在四肢通常是外侧较厚，内侧较薄；掌、跖部皮肤最厚。皮肤由表皮和真皮构成，具有屏障、保护、调节体温及感觉等功能。此外，还有由表皮演化而成的附属器，如毛发、皮脂腺、汗腺和指（趾）甲等。

1. 表皮 epidermis　位于皮肤浅层，由角化的复层扁平上皮构成。其厚度随身体的部位而异，表皮的厚度一般为 $0.07 \sim 0.12mm$；在手掌和足跟最厚，为 $0.3 \sim 1.5mm$。表皮由深至浅可分为基底层、棘层、颗粒层、透明层和角质层五层（图 0-1）。

（1）**基底层 stratum basale**　位于表皮最深层，是一层低柱状或立方形细胞，称为基底细胞。基底细胞具有活跃的分裂增殖能力，新生细胞向浅层迁移，分化成表皮其余几层的细胞。

（2）棘层 stratum spinosum　位于基底层上方，由 4～10 层多边形细胞组成。胞体较大，胞体向四周伸出许多细小的短棘，故称为棘细胞。

（3）颗粒层 stratum granulosum　位于棘层上方，由 3～5 层梭形细胞组成。胞质内含有许多透明角质颗粒，细胞核和细胞器已退化。

（4）透明层 stratum lucidum　位于颗粒层上方，由 2～3 层扁平细胞组成。细胞呈透明均质状，细胞界限不清，细胞核和细胞器已消失。

（5）角质层 stratum corneum　为表皮的表层，由多层扁平的角化细胞组成。这些细胞是完全角化的死细胞，无胞核和细胞器，胞质内充满角质蛋白。此层比较坚韧，对水、微生物、物理因素和酸碱等均有一定的防护作用。靠近表面的角化细胞之间连接松散，细胞常呈片脱落，成为皮屑。

2. 真皮 dermis　位于表皮下面，由胶原纤维、网状纤维、弹性纤维、细胞和基质构成，一般厚度 1～2mm。若真皮中弹性纤维和胶原纤维退化，真皮致密度和弹性就减弱，外在表现为表皮的舒展性和平整性也相应减退，使皮肤出现皱纹和松弛等一系列老化现象。真皮上面与表皮牢固相连，深面与皮下组织相接，可分为乳头层和网织层。

（1）乳头层 papillary layer　是与表皮相连的薄层结缔组织，向表皮底部突出，形成许多乳头状的突起，称为真皮乳头，它使连接面增大，连接紧密，利于表皮从真皮的血管获得营养。乳头层毛细血管丰富，有许多游离神经末梢，在手指等触觉灵敏的部位常有触觉小体。

（2）网织层 reticular layer　在乳头层下方，较厚，为真皮的主要部分，与乳头层无明显的分界。网织层由致密结缔组织构成，胶原纤维粗大，交织成网，还有许多弹性纤维，使皮肤有较大的韧性和弹性。此层有许多血管、淋巴管和神经，毛囊、皮脂腺和汗腺也多在此层，还可见环层小体。

图 0-1　手掌皮肤结构

（二）皮下组织

皮下组织 hypldermis 即浅筋膜 superficial fascia，由疏松结缔组织和脂肪组织构成，内有浅静脉、浅动脉、皮神经、淋巴管等结构。皮下组织将皮肤与深部的组织连接在一起，使皮肤有一定的移动性。皮下组织的厚度因个体、性别、年龄、部位以及营养状况不同有较大的差别。血管、淋巴管和神经通过皮下组织分布到皮肤，皮肤的毛囊和汗腺也常延伸到皮下组织中。人体某些部位的皮下组织内缺乏脂肪，如眼睑、耳郭。某些部位的皮下组织分浅深两层：浅层含脂肪较多；深层呈膜状，一般不含脂肪，而含有较多弹性纤维，如下腹部、阴茎和会阴部。皮下组织有维持体温和保护深部结构的作用。临床皮下注射，即将药液注入此层。

1. 疏松结缔组织 loose connective tissue　又称**蜂窝组织**，它广泛分布于人体器官、组织和细胞之间，具有连接、营养、防御、保护、修复等作用。疏松结缔组织由细胞、纤维和基质等成分构成，其特点是细胞和纤维的含量较少，排列稀疏，而基质的含量较多（图0-2）。

图 0-2　疏松结缔组织

2. 脂肪组织 adipose tissue　主要由大量密集的脂肪细胞构成，被少量的疏松结缔组织分隔成许多脂肪小叶（图0-3）。主要分布于皮下、肾周围、网膜、系膜和黄骨髓等处，具有贮存脂肪、支持、保护、缓冲机械压力、维持体温和参与脂肪代谢等功能。

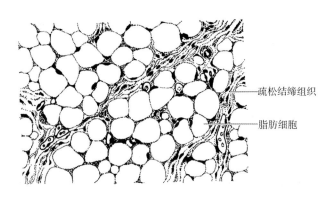

图 0-3　脂肪组织

（三）深筋膜

深筋膜 deep fascia 又称**固有筋膜**，位于浅筋膜的深面，由致密结缔组织构成，包被体壁、四肢肌和血管神经等。深筋膜与肌的关系非常密切，随肌的分层而分层。在四肢，深筋膜伸入肌群之间，并附着于骨面，构成**肌间隔**（图0-4），将功能、发育过程和神经支配不同的肌群分隔开来，与包绕肌群的深筋膜共同构成**骨筋膜鞘**，保证其单独活动，这在临床上有很大意义。当一块肌肉由于炎症、水肿等原因肿胀时，由于筋膜限制了其体积膨胀，可出现疼痛。此外，深筋膜还包绕血管、神经形成**血管神经鞘**，包裹腺体形成腺体的**被膜**，在某些部位增厚形成**韧带**。

深筋膜的作用是多方面的：能减少肌间摩擦，保证每块肌或肌群能够单独地进行运动；在腕部和踝部，深筋膜显著增厚，形成**支持带**，对深面的肌腱起支持和约束作用；可作为部分肌的附着点，以扩大肌的附着面积；血管神经在深筋膜形成的筋膜鞘内走行，有利于血管扩张。

在病理状态下，深筋膜有限制炎性分泌物扩散流动的作用。熟知深筋膜配布状况，还可推测炎性分泌物扩展蔓延的方向。

图 0-4 小腿中部横切面（示筋膜）

（四）骨骼肌

骨骼肌 muscle 分布于头颈、躯干和四肢，绝大多数借肌腱附着于骨骼上，在神经系统的支配下，骨骼肌收缩，牵引骨产生运动。人体骨骼肌共有 600 多块，约占体重的 40%。每块骨骼肌不论大小如何，都具有一定的形态、结构、位置和辅助装置，并有丰富的血管和淋巴管分布，受特定的神经支配，因此，每块骨骼肌都可看作是一个器官。骨骼肌有两种作用：一种是静力作用。骨骼肌具有一定的张力，使身体各部之间保持一定姿势，取得相对平衡，如站立、坐位和体操中的静止动作。另一种是动力作用。骨骼肌具有一定的收缩力，使身体完成各种动作，如伸手取物、行走和跑跳等。

1. 骨骼肌的构造 每块骨骼肌都由肌腹和肌腱两部分构成。

（1）肌腹 muscle belly 主要由大量的肌纤维（即肌细胞）构成，色红而柔软，有收缩能力。肌细胞呈细长圆柱状，长 1～40mm，直径 10～100μm。每个肌细胞内含有几十个甚至几百个细胞核，核呈扁椭圆形，位于肌膜下方。肌浆内含许多与肌纤维长轴平行排列的肌原纤维，呈细丝状，直径 1～2μm。每条肌原纤维都有明暗相间的带，每条肌原纤维的明带和暗带都整齐地排列在同一平面上，因此肌纤维呈现出规则的明暗交替的周期性横纹（图 0-5）。

图 0-5 骨骼肌纤维（纵、横切面）

肌腹的外面被薄层结缔组织膜构成的**肌外膜**包裹。由肌外膜发出若干纤维隔进入肌内，将其分割成较小的肌束，包被肌束的结缔组织膜称为**肌束膜**。在肌束内，每条肌纤维周围还有一层薄的结缔组织膜，称为**肌内膜**。肌的血管和神经均沿着这些结缔组织深入肌内。骨骼肌可有红肌与白肌之分。**红肌**大都由红肌纤维构成，较细小，收缩较慢，但作用持久；**白肌**主要由白肌纤维构成，较宽大，收缩较快，能迅速完成特定的动作，但作用不持久。每块肌大都含有这两种纤维。一般来说，保持身体姿势的骨骼肌，含红肌纤维较多；快速完成动作的骨骼肌，含白肌纤维较多。

（2）肌腱 tendon　主要由腱纤维构成，为平行致密的胶原纤维束，色白而坚韧，但无收缩能力，大都位于肌腹的两端，能抵抗很大的牵引力，其抗拉力强度是肌腹的 112～233 倍。肌腹借肌腱附着于骨面。长肌的肌腹呈梭形，两端的肌腱较细小，呈条索状。有的肌腱在两个肌腹之间，称为**中间腱**，这种肌称为二腹肌。有的肌有数个腱，将肌腹分割成多个肌腹，这种腱称为**腱划**，如腹直肌。阔肌的肌腹和肌腱均呈薄片状，其肌腱称为**腱膜**，如腹外斜肌腱膜。位于肌的中心，呈板状的腱膜，称为**中心腱**。当骨骼肌受到突然暴力时，通常肌腱不致断裂而肌腹可能断裂，或肌腹与肌腱结合处或是肌腱附着处被拉开。

2. 骨骼肌的形态　骨骼肌的形态多种多样，可概括地分为长肌、短肌、阔肌和轮匝肌四种（图 0-6）。

（1）长肌　肌束与肌的长轴平行，一般呈梭形或条带状，多见于四肢，收缩时肌显著缩短而引起大幅度的运动。有的长肌有两个以上的起始头，然后聚成一个肌腹，依其头数被称为二头肌、三头肌或四头肌。

（2）短肌　小而短，多分布于躯干的深层，且具有明显的节段性，收缩时运动幅度较小。

（3）阔肌　扁而薄，多分布于胸、腹、盆壁，收缩时除运动躯干外，还对内脏起保护和支持作用。

（4）轮匝肌　多呈环形，位于孔裂的周围，收缩时使孔裂变小或关闭。

图 0-6　骨骼肌的形态

3. 骨骼肌的起止点　骨骼肌一般以两端附着于两块或两块以上的骨面上，中间跨过一个或几个关节。当肌收缩时，牵动骨骼，产生运动。骨骼肌收缩时，通常一骨的位置相对固定，另一骨的位置相对移动。通常把骨骼肌在固定骨上的附着点称为**起点**或**定点**，在移动骨上的附着点称为**止点**或**动点**。一般接近身体正中矢状面或四肢部近侧端的附着点是起点，反之是止点。

但起点和止点是相对的，在一定条件下，两者可以互换，即当移动骨被固定时，在骨骼肌的收缩牵引下，固定骨则变成移动骨，如此，原来的止点变成了起点，而起点则变成了止点。

（五）血管和淋巴管

人体的血管和淋巴管都是循环系统的组成部分。循环系统是一套密闭而连续的管道系统，包括心血管系统和淋巴系统。**心血管系统**包括心、动脉、毛细血管和静脉。**淋巴系统**由淋巴管道、淋巴器官和淋巴组织组成。淋巴管道包括毛细淋巴管、淋巴管、淋巴干和淋巴导管。针刺过程中多涉及动脉、静脉、毛细血管、毛细淋巴管、淋巴管。除毛细血管和毛细淋巴管外，管壁从内向外依次分为内膜、中膜和外膜三层。

1. 动脉 artery　根据管径大小和管壁结构的不同，将动脉分为大、中、小、微四级，它们之间没有明显的分界线，其中以中膜的变化最大。

（1）大动脉　包括主动脉、头臂干、颈总动脉、锁骨下动脉和髂总动脉等。主要特征是中膜最厚，由40～70层弹性膜组成，故又称弹性动脉，弹性膜之间有环形平滑肌、少量胶原纤维和大量弹性纤维（图0-7）。

（2）中动脉　除大动脉以外，凡在解剖学中有名称的动脉大多属中动脉。主要特征是中膜比较厚，由10～40层环形平滑肌组成，故又称肌性动脉，平滑肌之间有一些弹性纤维和胶原纤维。在内膜与中膜之间，以及中膜与外膜之间，分别有内弹性膜和外弹性膜（图0-8）。

（3）小动脉　管径在0.3～1mm之间的动脉称为小动脉。结构与中动脉相似，也属肌性动脉。内弹性膜明显，中膜有几层环形平滑肌，外弹性膜不明显。

（4）微动脉　管径在0.3mm以下的动脉称为微动脉。内膜无弹性膜，中膜有1～2层环形平滑肌，外膜较薄。

图0-7　大动脉的组织结构　　　　　图0-8　中动脉的组织结构

2. 静脉 vein　与伴行的动脉相比，其特点是：①数量较动脉多，管壁薄，弹性较小，管腔大，在切片中常呈塌陷状；②根据管径和管壁结构的不同，亦可分大、中、小、微四级，管壁三层结构不如动脉明显，平滑肌和弹性纤维不如动脉丰富，结缔组织成分较多；③管壁内有静脉瓣（图0-9），四肢较多，尤以下肢最多，可防止血液逆流，保证血液向心流动；④可分浅静脉和深静脉，浅静脉位于皮下，注入深静脉，深静脉一般与同名动脉伴行。

3. 毛细血管 capillary　是血液与组织之间进行物质交换的主要场所，其分布广泛，并相互吻合成网。管壁薄，由一层内皮细胞和基膜组成；管径小，一般为 6～8μm，血窦可达 40μm。根据毛细血管的超微结构特点，可将其分为以下三种（图0-10）。

（1）连续毛细血管　内皮细胞较薄，胞质内有大量吞饮小泡，相邻内皮细胞间有连接复合体，基膜完整。主要分布于结缔组织、肌组织、肺、脑和脊髓等处。

（2）有孔毛细血管　内皮细胞很薄，有许多贯通细胞的小孔，小孔上或有隔膜封闭，其通透性较大。主要分布于胃肠黏膜、一些内分泌腺和肾血管球等处。

（3）血窦　又称窦状毛细血管，腔大，壁薄，形态不规则，内皮细胞之间的间隙较大，通透性大。主要分布于肝、脾、红骨髓和一些内分泌腺等处。

静脉瓣

图0-9　静脉瓣

周细胞　　　　　　　　　周细胞　　　　　吞饮小泡

吞饮小泡　　　　　　　　　　　　　　　　细胞连接

基膜　　　　　　　　　　　　　　　　　　孔

细胞连接

连续毛细血管　　　　　　　有孔毛细血管

图0-10　毛细血管结构模式图

4. 毛细淋巴管 lymphatic capillary　是淋巴管道的起始段，以膨大的盲端起于组织间隙，彼此吻合成网。分布广泛，除脑、脊髓、上皮、角膜、晶状体、牙釉质和软骨以外，遍布全身各部。管壁薄，由单层内皮细胞构成，无基膜和周细胞，内皮细胞之间多呈叠瓦状邻接，细胞间有 0.5μm 左右的间隙。因此，毛细淋巴管具有比毛细血管更大的通透性，一些不易透过毛细血管壁的大分子物质，如蛋白质、异物、细菌、癌细胞等较易进入毛细淋巴管。一般毛细淋巴管的管径较毛细血管大，为 10～45μm，并可随机能状态和年龄而变化，小儿或淋巴管生成活跃时其管径增加。

5. 淋巴管 lymphatic vessel　由毛细淋巴管汇合而成。管壁三层结构近似小静脉，具有大量向心方向的瓣膜，可防止淋巴逆流。瓣膜附近管腔略扩大，呈窦状，使充盈的淋巴管外观呈串珠状。当淋巴管道局部阻塞时，其远侧的管腔扩大，使瓣膜关闭不全，也可造成淋巴的逆流。根据淋巴管所在位置的不同，可分为浅深两种。浅淋巴管行于皮下组织中，多与浅静脉伴行；深淋巴管与深部血管伴行。浅、深淋巴管之间存在广泛的交通吻合支。由于淋巴回流速度缓慢，仅为静脉流速的 1/10，因此，浅、深淋巴管的数量及其瓣膜数目可为静脉的数倍，从而维持了淋巴的正常回流。

（六）神经和神经末梢

神经 nerve 是由许多神经纤维集合在一起构成的。**神经纤维 nerve fiber** 由神经元的轴突或长突起以及包绕在其外表的髓鞘和神经膜构成。包裹在神经外面的结缔组织称为**神经外膜**。外膜的结缔组织伸入神经内，把神经分隔成大小不等的神经束。包裹在神经束外面的结缔组织称为**神经束膜**。神经束膜的结缔组织伸入束内包绕每条神经纤维，称为**神经内膜**。神经内血液供应丰富，外膜的血管发出分支进入束膜，进而在内膜形成毛细血管网，并含有淋巴管。

神经遍布体内各种器官和组织中，多数神经同时含有感觉神经纤维和运动神经纤维。神经纤维的终末部分是**神经末梢 nerve ending**，终止于体内各组织或器官内。按其功能可分为感觉神经末梢和运动神经末梢两大类。

1. 感觉神经末梢 sensory nerve ending　又称感受器。由感觉神经元周围突的终末部分形成，能接受体内、外环境的各种刺激，并转变为神经冲动，传向中枢，产生感觉。常见的感觉神经末梢有游离神经末梢、触觉小体、环层小体和肌梭等（图 0-11）。**游离神经末梢 free nerve ending** 感受冷、热、疼痛和轻触觉刺激，广泛分布于表皮、角膜、浆膜、骨膜、血管外膜等处；**触觉小体 tactile corpuscle** 感受触觉，分布于皮肤真皮乳头内，多见于口唇和指尖等处；**环层小体 lamellar corpuscle** 感受压觉和振动觉，广泛分布于皮下组织、腹膜、系膜、韧带和关节囊等处；**肌梭 muscle corpuscle** 位于骨骼肌内，属本体感受器，主要感受肌纤维的伸缩变化，在调控骨骼肌的活动中起重要作用。

表皮

环层小体

结缔组织被囊

花枝样感觉神经末梢

运动神经纤维

环状感觉神经末梢

梭内肌纤维细胞核

梭内肌纤维

皮肤表皮内的游离神经末梢

运动神经末梢

触觉小体　　肌梭

图 0-11　各种感觉神经末梢

NOTE

2. 运动神经末梢 motor nerve ending　是指运动神经元轴突末梢在肌组织和腺体上的终末结构，支配肌纤维的收缩和调节腺体的分泌，又称效应器。运动神经末梢又分躯体运动神经末梢和内脏运动神经末梢两大类。躯体运动神经末梢呈葡萄样，附于骨骼肌纤维的表面，形成椭圆形板状隆起，称为**运动终板 motor end plate**（图 0-12）。一个运动神经元支配多条骨骼肌纤维，而一条骨骼肌纤维通常只接受一个轴突分支的支配。一个运动神经元及其所支配的全部骨骼肌纤维合称为一个**运动单位**。内脏运动神经末梢分布于内脏及血管壁的平滑肌、心肌和腺体等处，轴突终末分支呈串珠状膨大，与肌纤维或腺细胞等表面接触，建立突触连接。

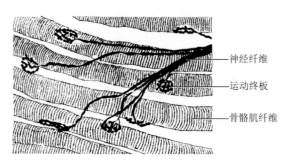

神经纤维
运动终板
骨骼肌纤维

图 0-12　运动终板

四、腧穴的定位方法

临床常用的腧穴定位方法主要有骨度分寸法、体表标志法、手指比量法和简易取穴法四种。

（一）骨度分寸法

骨度分寸法古称"骨度法"，即以骨节为主要标志测量周身各部的大小、长短，并依其尺寸，按比例折算作为定穴的标准。例如：内关穴在腕横纹上 2 寸，掌长肌腱和桡侧腕屈肌腱之间。按骨度分寸法，腕横纹至肘横纹规定为 12 寸，然后将其长度折算成 12 等份，内关穴就在腕横纹上 2 等份处。骨度分寸法的优点在于取穴准确，不论男女、老幼、高矮、胖瘦等体型的人均能适用。常用骨度分寸表及常用骨度折量法示意图如下（表 0-1，图 0-13，图 0-14，图 0-15）。

表 0-1　骨度分寸表

部位	起止点	折量分寸	度量法
头部	前发际正中至后发际正中	12 寸	直
	两眉头之中点（印堂）至前发际	3 寸	直
	后发际至第 7 颈椎棘突下（大椎）	3 寸	直
	前额两发角（头维）之间	9 寸	横
	耳后两乳突（完骨）之间	9 寸	横
胸部	胸骨柄上缘（天突）至剑胸结合处（中庭）	9 寸	直
	两乳头（乳中）之间	8 寸	横
腹部	剑胸结合中点至脐中（神阙）	8 寸	直
	脐中至耻骨联合上缘（曲骨）	5 寸	直
背腰部	第 1 胸椎棘突向下至骶正中嵴下端	21 椎	直
	两肩胛骨脊柱缘之间	6 寸	横
躯干侧面	腋窝中点（极泉）至第 11 肋前端（章门）	12 寸	直
	第 11 肋前端至股骨大转子	9 寸	直

NOTE

续表

部位	起止点	折量分寸	度量法
上肢部	腋前、后纹头至肘横纹（平尺骨鹰嘴）	9寸	直
	肘横纹至腕掌（背）侧横纹	12寸	直
下肢部	平耻骨联合上缘至股骨内上髁上缘	18寸	直
	股骨大转子至腘横纹（平髌尖）	19寸	直
	臀股沟至腘横纹	14寸	直
	胫骨内侧髁下方（阴陵泉）至内踝尖	13寸	直
	腘横纹至外踝尖	16寸	直
	外踝尖至足底	3寸	直

图 0-13　骨度分寸（前面观）

图 0-14 骨度分寸（后面观）

图 0-15 骨度分寸（侧面观）

（二）体表标志法

1. 固定标志法　是指利用五官、毛发、爪甲、乳头、脐以及骨节突起和凹陷、肌肉隆起、皮肤凹陷等作为标志的取穴方法。例如：鼻尖取素髎；两眉头连线的中点取印堂；两乳头连线的中点取膻中；脐旁开 2 寸取天枢；腓骨头前下方取阳陵泉；低头第 7 颈椎棘突下取大椎，等等。

2. 活动标志法　是指利用关节、肌肉、皮肤随活动而出现的孔隙、凹陷、皱纹等作为标志的取穴方法。例如：耳门、听宫、听会应张口取穴；下关应闭口取穴；屈肘，肘横纹外侧端与肱骨外上髁连线的中点取曲池；屈肘，手掌向胸时，在尺骨茎突的桡侧缘缝隙中取养老；拇指翘起，当拇长、短伸肌腱之间的凹陷中取阳溪，等等。

（三）手指比量法

1. 中指同身寸法　是以患者的中指尖与拇指尖相对连成一环，在中指中节桡侧面，近侧指横纹头与远侧指横纹头之间的距离为 1 寸。此法可用于背腰部和四肢部取穴（图 0-16）。

2. 拇指同身寸法　是以患者的拇指指骨间关节部位的横径为 1 寸。此法常用于四肢部取穴（图 0-17）。

3. 横指同身寸法　又称"一夫法"。即患者示指、中指、环指、小指伸直并拢，以中指近侧指骨间关节掌面的横纹为基准的四指总横径为 3 寸。此法常用于四肢部、腹部和背部取穴（图 0-18）。

图 0-16　中指同身寸　　　　图 0-17　拇指同身寸　　　　　图 0-18　横指同身寸

（四）简易取穴法

简易取穴法是临床上常用的一种简便易行的取穴方法。例如：以患者左右两手之虎口交叉，一手示指压在另一手腕后桡骨茎突的正中上方，当示指尖下取列缺；半握拳，中指尖下取劳宫；患者两手臂自然下垂，于大腿外侧中指尖下取风市；垂肩屈肘，于肘尖下取章门；两耳尖直上连线的中点取百会；拇指、示指张开，以另一手拇指的指骨间关节横纹放在虎口上，当拇指尖下取合谷，等等。

五、十四经的循行径路和腧穴名称

（一）手太阴肺经

1.循行径路　手太阴肺经起始于中焦，向下联络大肠，回过来沿贲门上行，穿过膈，属肺。从肺系（与肺相连的气管及喉咙）横出侧胸上部（中府），沿臂内侧走行于手少阴经和手厥阴经之前，下行肘关节中，沿前臂内侧桡骨边缘，进入腕关节桡动脉搏动处，走向鱼际部，循拇指桡侧出该指桡侧末端。它的支脉从腕后（列缺）处分出，沿示指桡侧到该指桡侧末端（图 0-19）。

2.腧穴名称　中府、云门、天府、侠白、尺泽、孔最、列缺、经渠、太渊、鱼际、少商（图 0-19）。

（二）手阳明大肠经

1.循行径路　手阳明大肠经起始于示指桡侧末端，沿示指桡侧缘上行，走行于第 1、第 2 掌骨之间，进入拇长伸肌腱和拇短伸肌腱之间，沿前臂桡侧上行，经肘关节外侧，上行臂外侧前部，上肩，循肩峰前缘，向上交会于第 7 颈椎棘突下，向前下进入锁骨上窝，络肺，通过膈，属大肠。它的支脉从锁骨上窝上行颈旁，通过面颊，进入下齿中，出来夹口旁，交会于人中，左脉的向右，右脉的向左，止于对侧鼻孔旁（图 0-20）。

2.腧穴名称　商阳、二间、三间、合谷、阳溪、偏历、温溜、下廉、上廉、手三里、曲池、肘髎、手五里、臂臑、肩髃、巨骨、天鼎、扶突、口禾髎、迎香（图 0-20）。

（三）足阳明胃经

1.循行径路　足阳明胃经起始于鼻旁，交会于鼻根中，旁边会足太阳经，向下沿鼻外侧，进入上齿中，出来夹口旁，环绕口唇，向下交会于颏唇沟，退回来沿下颌出面动脉部（大迎处），再沿下颌角上耳前，经颧弓向上，沿发际至额颅。它的支脉从大迎前向下，经颈动脉，沿喉咙，进入锁骨上窝，通过膈，属胃，络脾。它的直行脉从锁骨上窝向下，经乳中，向下夹脐两旁，

图 0-19　手太阴肺经循行及其腧穴

图 0-20　手阳明大肠经循行及其腧穴

进入气冲。它的支脉从胃幽门向下，下行腹腔内，至腹股沟动脉部与气冲会合，再下行髋关节前面，至股四头肌隆起处，下行髌骨外侧，沿胫骨外侧，下行足背，进入第 2 趾外侧末端。它的支脉从膝下 3 寸（足三里）处分出，向下进入中趾外侧末端。它的支脉从足背部分出进大趾内侧端（图 0–21）。

2. 腧穴名称 承泣、四白、巨髎、地仓、大迎、颊车、下关、头维、人迎、水突、气舍、缺盆、气户、库房、屋翳、膺窗、乳中、乳根、不容、承满、梁门、关门、太乙、滑肉门、天枢、外陵、大巨、水道、归来、气冲、髀关、伏兔、阴市、梁丘、犊鼻、足三里、上巨虚、条口、下巨虚、丰隆、解溪、冲阳、陷谷、内庭、厉兑（图 0–21）。

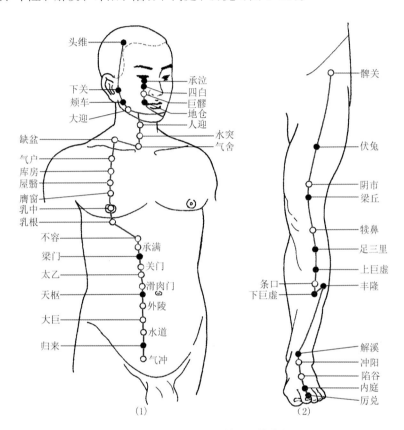

图 0–21 足阳明胃经循行及其腧穴

（四）足太阴脾经

1. 循行径路 足太阴脾经起始于大趾内侧末端，沿大趾内侧赤白肉际，经第 1 跖骨头后，上行至内踝前面，再上行小腿内侧，沿胫骨后缘，交出足厥阴经前面，上行于膝关节和大腿内侧的前面，进入腹腔，属脾，络胃，通过膈，夹食管旁上行，连于舌根，散布舌下。它的支脉从胃部分出，通过膈，流注心中（图 0–22）。

2. 腧穴名称 隐白、大都、太白、公孙、商丘、三阴交、漏谷、地机、阴陵泉、血海、箕门、冲门、府舍、腹结、大横、腹哀、食窦、天溪、胸乡、周荣、大包（图 0–22）。

图 0-22   足太阴脾经循行及其腧穴

（五）手少阴心经

1.循行径路   手少阴心经起始于心中，出来属于心系（心及其相连的大血管），通过膈，联络小肠。它的支脉从心系分出，向上夹咽喉，与目系（眼球后与脑相连的视神经）相联系。它的直行脉复从心系分出，上行至肺，向下出于腋下，沿臂内侧后缘，走行于手太阴经和手厥阴经之后，经肘关节内侧缘至前臂尺侧缘，抵达豌豆骨处进入掌中，沿小指桡侧到该指桡侧末端（图 0-23）。

2.腧穴名称   极泉、青灵、少海、灵道、通里、阴郄、神门、少府、少冲（图 0-23）。

（六）手太阳小肠经

1.循行径路   手太阳小肠经起始于小指尺侧末端，沿手掌尺侧缘上行至腕部，出尺骨茎突，直上循前臂尺骨后缘，经肘关节内侧尺骨鹰嘴和肱骨内上髁之间，向上沿臂外后侧，出

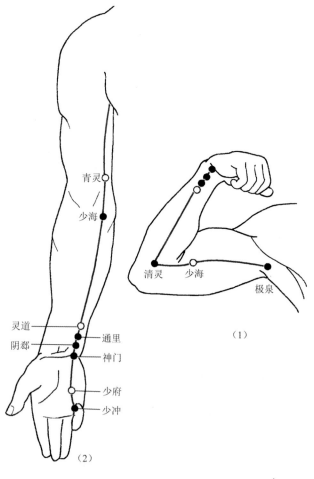

图 0-23   手少阴心经循行及其腧穴

肩关节，绕肩胛部，在肩上交会于第7颈椎棘突下，然后进入锁骨上窝，络心，沿食管通过膈，到胃，属小肠。它的支脉从锁骨上窝上行，沿颈旁，上到面颊部，至目外眦，弯向后进入耳中。它的另一支脉从面颊部分出，上向颧骨，靠近鼻旁至目内眦（图0-24）。

2. 腧穴名称 少泽、前谷、后溪、腕骨、阳谷、养老、支正、小海、肩贞、臑俞、天宗、秉风、曲垣、肩外俞、肩中俞、天窗、天容、颧髎、听宫（图0-24）。

图 0-24 手太阳小肠经循行及其腧穴

（七）足太阳膀胱经

1. 循行径路 足太阳膀胱经起始于目内眦，上行额部，交会于头顶。它的支脉从头顶分出至耳上角。它的直行脉从头顶入内络脑，复出项部，分开下行，沿肩胛骨内侧，脊柱两旁，到达腰部，进入脊柱两旁肌肉，络肾，属膀胱。它的支脉从腰部分出，夹脊柱两旁，通过臀部，进入腘窝中。它的支脉从肩胛内侧分别下行，通过肩胛，经过髋关节部，沿大腿外侧后面下行，会合于腘窝中，由此向下通过腓肠肌部，出外踝后方，沿第5跖骨粗隆，至小趾外侧末端（图0-25）。

2. 腧穴名称 睛明、攒竹、眉冲、曲差、五处、承光、通天、络却、玉枕、天柱、大杼、风门、肺俞、厥阴俞、心俞、督俞、膈俞、肝俞、胆俞、脾俞、胃俞、三焦俞、肾俞、气海俞、大肠俞、关元俞、小肠俞、膀胱俞、中膂俞、白环俞、上髎、次髎、中髎、下髎、会阳、承扶、殷门、浮郄、委阳、委中、附分、魄户、膏肓、神堂、譩譆、膈关、魂门、阳纲、意舍、胃仓、肓门、志室、胞肓、秩边、合阳、承筋、承山、飞扬、跗阳、昆仑、仆参、申脉、金门、京骨、束骨、足通谷、至阴（图0-25）。

NOTE

图 0-25 足太阳膀胱经循行及其腧穴

（八）足少阴肾经

1. 循行径路 足少阴肾经起始于足小趾下端，斜行走向足底心，出于舟骨粗隆下，沿内踝后面，分支进入脚跟中。上行小腿内侧，出腘窝内侧，上行大腿内后侧，通过脊柱，属肾，络膀胱。它的直行脉从肾向上，通过肝、膈，进入肺中，沿着喉咙，夹舌根旁。它的支脉从肺中出来，络心，流注胸中（图 0-26）。

2. 腧穴名称 涌泉、然谷、太溪、大钟、水泉、照海、复溜、交信、筑宾、阴谷、横骨、大赫、气穴、四满、中注、肓俞、商曲、石关、阴都、腹通谷、幽门、步廊、神封、灵墟、神藏、彧中、俞府（图 0-26）。

图 0-26 足少阴肾经循行及其腧穴

（九）手厥阴心包经

1. 循行径路 手厥阴心包经起始于胸中，出来属心包络，通过膈，历经胸部、上腹部、下腹部，络上、中、下三焦。它的分支沿胸内出胁部，当腋下 3 寸处向上抵达腋下，沿臂内侧走行于手太阴经和手少阴经之间，下行入肘窝，行于前臂桡侧腕屈肌腱与掌长肌腱之间，进入掌中，沿中指到该指的末端。它的支脉从掌中分出，循环指到该指的末端（图 0-27）。

2. 腧穴名称 天池、天泉、曲泽、郄门、间使、内关、大陵、劳宫、中冲（图 0-27）。

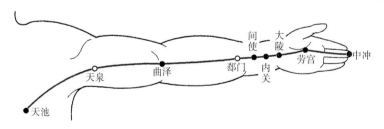

图 0-27 手厥阴心包经循行及其腧穴

（十）手少阳三焦经

1. 循行径路 手少阳三焦经起始于环指尺侧末端，上行于小指与环指之间，沿手背出于前臂尺骨、桡骨之间，通过肘尖，沿臂后外侧，经过肩部，交出足少阳经后面，进入锁骨上窝，分布于膻中，散络心包，通过膈，广泛遍属上、中、下三焦。它的支脉从膻中上行，出锁骨上窝，上向项部，联系耳后，沿耳后直上，出耳上角，再弯向面颊，至眶下部。它的另一支脉从耳后进入耳中，出走耳前，经过上关穴前面，交面颊，到目外眦（图 0-28）。

2. 腧穴名称 关冲、液门、中渚、阳池、外关、支沟、会宗、三阳络、四渎、天井、清冷渊、消泺、臑会、肩髎、天髎、天牖、翳风、瘈脉、颅息、角孙、耳门、耳和髎、丝竹空（图 0-28）。

NOTE

图 0-28　手少阳三焦经循行及其腧穴

（十一）足少阳胆经

1. 循行径路　足少阳胆经起始于目外眦，上行至额角，下耳后，沿颈旁，行手少阳经前面，至肩上退后，交出手少阳经后面，进入锁骨上窝。它的支脉从耳后进入耳中，出走耳前，至目外眦。它的支脉从目外眦分出，下走大迎穴，会合手少阳经至眶下部，下行至下颌角部，行向颈部，会合于锁骨上窝，由此进入胸中，通过膈，络肝，属胆，沿胁里，出于气冲，绕阴部毛际，横向进入髋关节部。它的直行脉从锁骨上窝下行腋下，沿胸侧，过季胁，向下会合于髋关节部，由此向下沿大腿外侧，出膝外侧，下行腓骨头前方，直下到腓骨下段，下出外踝前方，沿足背进入第 4 趾外侧末端。它的支脉从足背分出，沿第 1、第 2 跖骨之间，出大趾端，回过来通过爪甲，出于大趾甲后方的丛毛部（图 0-29）。

2. 腧穴名称　瞳子髎、听会、上关、颔厌、悬颅、悬厘、曲鬓、率谷、天冲、浮白、头窍阴、完骨、本神、阳白、头临泣、目窗、正营、承灵、脑空、风池、肩井、渊腋、辄筋、日月、京门、带脉、五枢、维道、居髎、环跳、风市、中渎、膝阳关、阳陵泉、阳交、外丘、光明、阳辅、悬钟、丘墟、足临泣、地五会、侠溪、足窍阴（图 0-29）。

图 0-29　足少阳胆经循行及其腧穴

（十二）足厥阴肝经

1. 循行径路　足厥阴肝经起始于大趾甲后方的丛毛部，沿着第 1、第 2 跖骨之间上行足背，在内踝前 1 寸处继续上行，行于小腿内侧，在内踝上 8 寸处交出足太阴经后面，上膝关节内侧，沿着大腿内侧，进入阴毛中，环绕外生殖器，至小腹，夹胃旁，属肝，络胆，向上通过膈，分布于胁肋部，沿气管后面，向上进入喉头部，连接目系，上行出于额部，与督脉交会于头顶部。它的支脉从目系下循颊里，环绕口唇内。它的另一支脉从肝分出，通过膈，向上流注于肺（图 0-30）。

2. 腧穴名称　大敦、行间、太冲、中封、蠡沟、中都、膝关、曲泉、阴包、足五里、阴廉、急脉、章门、期门（图 0-30）。

图 0-30　足厥阴肝经循行及其腧穴

（十三）督脉

1. 循行径路　督脉起始于小腹，出于会阴部，沿脊柱后面上行，至项部风府穴进入脑内，联络脑，再回出上行至头顶，循前额正中线到鼻柱下方，至龈交穴止。它的支脉与冲、任二脉同起于胞中，出于会阴部，在尾骶骨端与足少阴肾经、足太阳膀胱经相会合，一起贯脊内，出属于肾。它的支脉从小腹内直上贯通脐窝，向上贯心，至咽喉部与任脉相会合，上至下颌部，环绕口唇，至两目下中央。它的支脉与足太阳膀胱经同起于目内眦，上额交巅，入络脑，别下项，沿肩胛骨内侧、脊柱两旁，抵达腰中，进入脊柱两旁的肌肉，联络肾脏（图 0-31）。

2. 腧穴名称　长强、腰俞、腰阳关、命门、悬枢、脊中、中枢、筋缩、至阳、灵台、神道、身柱、陶道、大椎、哑门、风府、脑户、强间、后顶、百会、前顶、囟会、上星、神庭、素髎、水沟、兑端、龈交（图 0-31）。

图 0-31　督脉循行及其腧穴

（十四）任脉

1. 循行径路　任脉起始于小腹，下出会阴部，然后向前上行于阴毛处，循腹部和胸部的正中线上行，经关元等穴，上至咽喉部，再上行环绕口唇，沿着面颊上行至目下（图 0-32）。

2. 腧穴名称　会阴、曲骨、中极、关元、石门、气海、阴交、神阙、水分、下脘、建里、中脘、上脘、巨阙、鸠尾、中庭、膻中、玉堂、紫宫、华盖、璇玑、天突、廉泉、承浆（图 0-32）。

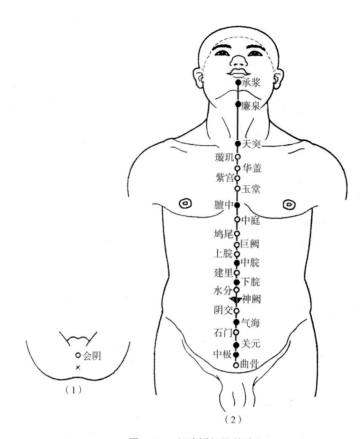

图 0-32 任脉循行及其腧穴

第一章　头部腧穴解剖

第一节　头部概述

头部 head 由颅部和面部组成。颅部以骨性的颅腔容纳并保护脑及其被膜；面部有视器、前庭蜗器、口、鼻等重要器官。

一、境界与分区

头部以下颌体下缘、下颌角、乳突尖、上项线和枕外隆凸的连线与颈部分界。头部又以眶上缘、颧弓上缘、外耳门上缘至乳突的连线为界，分为后上方的颅部和前下方的面部。

二、表面解剖

（一）体表标志

1. 眶上切迹 supraorbital notch　有时称为**眶上孔**，位于眶上缘的内、中 1/3 交界处，距正中线约 2.5cm 处，内有眶上血管和神经通过。眶上切迹或眶上孔为针灸"鱼腰"穴所在的位置。

2. 眶下孔 infraorbital foramen　位于眶下缘中点的下方约 0.8 cm 处，内有眶下血管和神经穿过。眶下孔为针灸"四白"穴所在的位置。

3. 眉弓 superciliary arch　位于眶上缘上方的弓形隆起，男性隆起较显著。眉弓适对大脑额叶的下缘，其内侧的深面有额窦。眉弓表面有眉毛覆盖，眉毛的内侧端为针灸"攒竹"穴所在的位置，眉毛的外侧端为针灸"丝竹空"穴所在的位置。

4. 上下眼睑 upper and lower eyelid　睑的游离缘称为**睑缘**，睑缘长有睫毛。上下睑内侧相连处称为**内眦**，外侧相连处称为**外眦**。上下睑之间的裂隙称为**睑裂**。眼睑处皮下组织疏松，当面部水肿时，上睑常先出现浮肿。

5. 鼻 nose　位于面部中央。在鼻上部，左右内眦之间的部位称为**鼻根**，中医称为"山根"。鼻下部中央，隆凸最高处，称为**鼻尖**。鼻尖为针灸"素髎"穴所在的位置。鼻根与鼻尖之间的部位，称为**鼻背**。鼻尖两侧的膨大部，称为**鼻翼**。鼻下部有一对向下开口的孔，称为**鼻孔**。左右鼻孔之间为**鼻小柱**，向后延续为鼻中隔，分隔左右鼻腔。

6. 上、下唇 upper and lower lip　为口腔的前壁。上下唇外侧的连接处称为口角。上下唇与口角围成的裂隙称为口裂。在唇的游离面皮肤与黏膜移行处，因有丰富的毛细血管而呈鲜红色，称为唇红；机体缺氧时则可变为暗红色乃至绛紫色，称为发绀或紫绀。

7. 人中 philtrum　又称人中沟，为上唇表面正中线上的纵行浅沟。该沟的上、中 1/3 交界处为针灸"水沟"穴所在的位置。

8. 鼻唇沟 nasolabial sulcus　为鼻翼外侧向口角外侧延伸的横行浅沟，位于上唇与颊之间，左右对称。面神经麻痹时，患侧鼻唇沟变浅或消失。

9. 颏唇沟 mentolabial sulcus　为下唇下方与颏部交界处的浅沟。该沟的中点为针灸"承浆"穴所在的位置。

10. 颏孔 mental foramen　位于下颌第 2 前磨牙根下方，下颌体上下缘连线的中点或其稍上方，距正中线约 2.5cm，内有颏血管和神经通过。此处既是颏神经麻醉的进针部位，又是下颌骨骨折的好发部位之一。

11. 顶结节 parietal tubercle　在耳尖上方约 5cm 处，是顶骨外侧面的隆凸部。

12. 颧弓 zygomatic arch　位于耳屏至眶下缘的连线上，为颧骨向后延伸的骨性隆起，由颧骨的颞突和颞骨的颧突共同构成。因位置突出，是颌面部骨折的好发部位之一。

13. 颞窝 Temporal fossa　为颧弓上方凹陷处，内有颞肌等结构。

14. 翼点 pterion　在颞窝内，颧弓中点上方二横指（约 3.8 cm）处，为蝶骨、额骨、顶骨和颞骨四骨的汇合处，多呈"H"形。该处骨质薄弱，深面有脑膜中动脉前支通过。翼点为针灸"太阳"穴所在的位置。

15. 下颌角 angle of mandible　位于耳郭的前下方，为下颌体下缘与下颌支后缘相交处。其位置较为突出，骨质较薄弱，为下颌骨骨折的好发部位之一。

16. 乳突 mastoid process　位于耳垂后方，是颞骨的一骨性突起。乳突与下颌角连线的中点为针灸"翳风"穴所在的位置。

17. 咬肌 masseter　位于耳垂前下方，下颌支外侧面。当上下牙咬合时，该肌呈肌性隆起，隆起处为针灸"颊车"穴所在的位置。

18. 髁突 condylar process　位于耳屏前方，颧弓下方。其上端为下颌头，参加颞下颌关节的组成。在张口、闭口运动时，可触及髁突向前、向后滑动。在耳屏和髁突之间有针灸"耳门""听宫"和"听会"穴，宜张口取穴。

19. 枕外隆凸 external occipital protuberance　位于枕部，后正中线上，头发内，是枕骨外面头部正中线上最突出的隆起，其内面正对窦汇。

20. 上项线 superior nuchal line　为枕外隆凸向两侧延伸至乳突的骨嵴，内面平对横窦。

（二）体表投影

1. 颞浅动脉　在外耳门前上方、颧弓根部可摸到颞浅动脉的搏动，压迫该处可使颞部和头顶部止血。

2. 面动脉　咬肌下端前缘至目内眦的连线，为面动脉的体表投影。在咬肌前缘下颌体下缘处可摸到该动脉的搏动，将面动脉压向下颌骨，可使眼裂以下面部止血。

3. 面神经　主干自茎乳孔出颅后，经乳突的前内方，耳垂的下方，向前入腮腺，在腮腺内分支并相互交织成面神经丛，于腮腺前缘处分为 5 组分支，呈扇形分布于面肌。

4. 腮腺管　位于鼻翼与口角之间中点至耳屏间切迹连线的中 1/3 段，相当于颧弓下一横指处。

第二节 头部应用解剖

一、颅部

（一）额顶枕区

额顶枕区的前界为眶上缘，后界为枕外隆凸和上项线，两侧借上颞线与颞区分界。该区由浅入深可分为皮肤、浅筋膜、帽状腱膜与枕额肌、腱膜下疏松结缔组织和颅骨外膜五层。

1. 皮肤 厚而致密，血管丰富，外伤时出血较多。因含有大量毛囊、汗腺和皮脂腺等，较易感染，好发疖肿和皮脂腺囊肿，在施行针刺治疗时应注意消毒。

2. 浅筋膜 由致密结缔组织和脂肪组织构成。致密结缔组织形成许多纵行的纤维隔，使皮肤与帽状腱膜紧密相连，并将脂肪组织分隔成许多纤维小格，内有丰富的血管和神经通过。此层感染时，炎症渗出物不易扩散，早期压迫神经末梢可引起剧烈疼痛。小格内的血管多被周围结缔组织紧密固定，创伤时血管不易回缩闭合，故出血较多，常需压迫或缝合止血。浅筋膜内的血管和神经多伴行，呈辐辏状走行，由四周基底部向颅顶走行，按其位置和分布范围，可分为前、外侧、后三组。

（1）前组 又分为前内侧组和前外侧组。前内侧组距前正中线约 2cm，有滑车上动静脉和滑车上神经，经眶上缘内侧至额区。滑车上动脉为眼动脉的终末支，滑车上神经为三叉神经第 1 支眼神经的分支。前外侧组距前正中线约 2.5cm，有眶上动静脉和眶上神经，经眶上切迹（孔）至额顶区。眶上动脉起自眼动脉，眶上神经为三叉神经第 1 支眼神经的分支。

（2）外侧组 又分为耳前组和耳后组。耳前组有颞浅动静脉和耳颞神经，三者伴行，出腮腺上缘，越颧弓至颞区。颞浅动脉为颈外动脉的终支之一，于下颌颈的后方起自颈外动脉；耳颞神经为三叉神经第 3 支下颌神经的分支。耳后组有耳后动静脉和枕小神经，分布于耳郭后部和枕区外侧的皮肤。耳后动脉起自颈外动脉，枕小神经为颈丛的皮支。

（3）后组 有枕动静脉和枕大神经，分布于枕区的皮肤。枕动脉起自颈外动脉，枕大神经为第 2 颈神经后支。

3. 帽状腱膜与枕额肌 帽状腱膜前连枕额肌的额腹，后连枕额肌的枕腹，两侧逐渐变薄，续于颞筋膜。整个帽状腱膜坚韧而致密，与浅层的皮肤、浅筋膜紧密相连，临床上合称为头皮。针刺头部穴位时，针尖刺及帽状腱膜时，针感阻力加大。

4. 腱膜下疏松结缔组织 是位于帽状腱膜与颅骨外膜之间的薄层疏松结缔组织。头皮借此层与颅骨外膜疏松连接，故移动性较大。其内有导静脉通过，将颅外静脉经板障静脉与颅内静脉窦相沟通，故此层感染可经上述途径继发颅骨骨髓炎，也向颅内扩散引起颅内感染，因此临床上常称此层为颅顶部的"危险区"。针刺头部穴位时，以斜刺和平刺为主，将针身刺入腱膜下疏松结缔组织内，少提插，多行捻转手法，或接通电针代替捻转手法。因于此层疏松，易形成大的血肿，故出针后要立即按压针孔。

5. 颅骨外膜 为一层薄而致密的结缔组织膜，借少量结缔组织与颅骨表面相连。

（二）颞区

颞区位于颅的两侧，其上界为上颞线，下界为颧弓上缘，前界为颧骨的额突和额骨的颧突，后界为上颞线的后下段。该区由浅入深分为皮肤、浅筋膜、颞筋膜、颞肌和颅骨外膜五层。

1. 皮肤　此区皮肤移动性较大。

2. 浅筋膜　此层脂肪组织较少，内含有耳前组的颞浅动静脉和耳颞神经以及耳后组的耳后动静脉和枕小神经。

3. 颞筋膜　上方附着于上颞线，向下分浅深两层，浅层附着于颧弓的外面，深层附着于颧弓的内面，两层之间夹有脂肪组织。

4. 颞肌　该肌深面有颞深动静脉和颞深神经，颞深动脉起自上颌动脉，颞深神经来自下颌神经。

5. 颅骨外膜　较薄，紧贴颞骨表面，不易分离。

二、面部

（一）面部浅层结构

1. 皮肤　薄而柔软，富有弹性，含有丰富的皮脂腺、汗腺和毛囊，是疖肿和皮脂腺囊肿的好发部位。

2. 浅筋膜　由疏松结缔组织构成，其中颊部脂肪较多，聚集成团块状，称为颊脂体。浅筋膜内有神经、血管、淋巴管、面肌和腮腺管等结构。

3. 面肌　属于皮肌，较薄弱，起自筋膜或面颅骨，止于皮肤。当面肌收缩时，牵拉皮肤，呈现各种表情，故又称表情肌。某些表情肌还参与咀嚼和语言活动。面肌多位于眼裂、口裂和鼻孔周围，可分为环行肌和辐射肌两种，前者使孔裂变小，后者使孔裂开大。

4. 血管和神经

（1）面动脉　起自颈外动脉，经下颌下腺深面，在咬肌止点前缘绕下颌体下缘，行向前上，经口角与鼻翼外侧上行至目内眦，改称内眦动脉。

（2）面静脉　起自内眦静脉，伴行于面动脉的后方，位置表浅。

（3）三叉神经　为混合性脑神经，其躯体运动纤维支配咀嚼肌，躯体感觉纤维分布于头面部的皮肤、眶内结构、鼻腔、口腔等处，管理痛温觉和触觉。三叉神经的三大分支是眼神经、上颌神经和下颌神经，分别经眶上裂、圆孔和卵圆孔出颅。其终末支穿出面颅骨各孔，分布于相应区域的皮肤。主要的终末支有：①眶上神经：为眼神经的分支，与同名血管伴行，经眶上切迹（孔）至皮下，分布于额部的皮肤。②眶下神经：为上颌神经的分支，与同名血管伴行，由眶下孔穿出，分布于下睑、鼻背外侧及上唇的皮肤。③颏神经：为下颌神经的分支，与同名血管伴行，由颏孔穿出，分布于下唇及颏区的皮肤。

（4）面神经　由茎乳孔出颅，向前进入腮腺，先分为上、下两干，然后再分支并相互交织成丛，最后呈扇形分为颞支、颧支、颊支、下颌缘支和颈支五组分支，由腮腺上缘、前缘和下端穿出，支配面肌。

（二）腮腺咬肌区

腮腺咬肌区的上界为颧弓与外耳道，下界为下颌体下缘，前界为咬肌前缘，后界为乳突和胸锁乳突肌上部前缘。此区由浅入深大致分为皮肤、浅筋膜、浅层血管和神经、腮腺管、腮腺咬肌筋膜、腮腺和穿经腮腺的血管、神经及咬肌等结构。这里重点叙述腮腺、腮腺咬肌筋膜、穿经腮腺的血管和神经、咬肌等。

1. 腮腺 位于耳郭前下方，上缘邻近颧弓、外耳道和颞下颌关节，下缘平下颌角，前邻咬肌、下颌支和翼内肌的后缘，后邻乳突前缘和胸锁乳突肌上部前缘。腮腺呈不规则的锥体形，底向外侧，尖向内侧突向咽旁。腮腺的深面与茎突诸肌及深部血管神经相邻。由茎突诸肌、颈内动脉、颈内静脉、舌咽神经、迷走神经、副神经和舌下神经共同形成腮腺床，紧贴腮腺的深面，并借茎突与位于其浅面的颈外动脉分开。

2. 腮腺咬肌筋膜 此筋膜来自颈筋膜浅层，在腮腺后缘分为浅深两层，包裹腮腺形成腮腺鞘，两层在腮腺前缘处融合，覆盖于咬肌表面，称为咬肌筋膜。

3. 穿经腮腺的血管和神经 纵行于腮腺内部的结构有颈外动脉、颞浅动脉、颞浅静脉、下颌后静脉、耳颞神经；横行于腮腺内部的结构有上颌动脉、上颌静脉、面横动脉、面横静脉、面神经及其分支。上述血管和神经的位置关系，由浅入深依次为面神经及其分支、下颌后静脉、颈外动脉及耳颞神经。

4. 咬肌 该肌后上部被腮腺覆盖，表面覆以咬肌筋膜，浅面有面横动脉、面横静脉、腮腺管、面神经颊支和下颌缘支横过。

（三）面侧深区

面侧深区位于颅底下方，口腔及咽的外侧，为顶、底和四壁围成的腔隙。其顶为蝶骨大翼的颞下面，底平下颌体下缘，前壁为上颌体的后面，后壁为腮腺深部，外侧壁为下颌支，内侧壁为翼突外侧板和咽侧壁，内有翼内肌、翼外肌、上颌动脉、翼静脉丛、下颌神经及其分支等结构。

1. 翼内外肌 位于下颌支内侧深面。其中翼内肌在颞下窝的下内侧部，翼外肌在颞下窝的上外侧部，两肌腹间有血管和神经穿行。

2. 上颌动脉 为颈外动脉的终支之一，平下颌颈处起自颈外动脉，经下颌颈的深面入颞下窝，行于翼外肌的浅面或深面，经翼外肌两头之间入翼腭窝。

3. 翼静脉丛 位于颞下窝内，在翼内外肌与颞肌之间，是由上颌静脉及其属支相互吻合而成的静脉丛。

4. 下颌神经 为三叉神经的最大分支，经卵圆孔出颅，进入颞下窝，位于翼外肌的深面。下颌神经发出运动支支配咀嚼肌，包括翼内肌神经、翼外肌神经、颞深前神经、颞深后神经和咬肌神经，还发出颊神经、耳颞神经、舌神经和下牙槽神经4条感觉支。

（四）眶区

眶区包括眶、睑、眼球、眼副器和眶内血管、神经等结构，此处仅对眶内的血管、神经作简要的介绍。

1. 眼动脉 是颈内动脉入颅后的分支，走行于视神经下外侧，经视神经管入眶内，分支分布于眼球、眼球外肌、泪器等结构。

2. 眼上下静脉 眼上静脉沿眶上壁后行，经眶上裂，与海绵窦相连。眼下静脉贴眶下壁后行，分为两支：一支与眼上静脉吻合，另一支经眶下裂与翼静脉丛相交通。

3. 视神经 连于眼球与间脑之间，经视神经管入颅内，传导视觉。

4. 眼神经 为三叉神经第1支，经眶上裂入眶，其分支有泪腺神经、鼻睫神经和额神经等，分布于泪腺、鼻黏膜（嗅部除外）、眼球、泪囊、泪阜以及额顶部和鼻背的皮肤。

NOTE

5. 动眼神经　经眶上裂入眶，分支支配上直肌、下直肌、内直肌、下斜肌、上睑提肌、瞳孔括约肌和睫状肌。

6. 滑车神经　经眶上裂入眶，分支支配上斜肌。

7. 展神经　经眶上裂入眶，分支支配外直肌。

8. 上颌神经　为三叉神经第 2 支，经眶下裂入眶，走行于眶下沟、眶下管，再由眶下孔穿出，改称眶下神经，分支主要分布于眼裂和口裂之间的皮肤、上颌的牙齿、鼻腔和口腔的黏膜。

第三节　头部腧穴解剖结构

一、百会 GV20

【所属经脉】督脉。

【体表定位】在头部，前发际正中直上 5 寸。

【操作方法】平刺 0.5 ～ 1 寸。

【临床主治】头痛，眩晕，昏厥，癫狂痫，中风失语，久泻，脱肛，阴挺，健忘，失眠。

【进针层次】图 1-1。

图 1-1　前顶、百会、后顶、强间穴的断面解剖（正中矢状切面）

1. 皮肤　厚而致密，长有头发，并富含皮脂腺、汗腺、血管和淋巴管。该穴皮肤有滑车上神经、枕大神经和耳颞神经分布。滑车上神经为三叉神经第 1 支眼神经的额神经的分支，枕大神经为第 2 颈神经的后支，耳颞神经为三叉神经第 3 支下颌神经的分支。

2. 皮下组织　内有上述皮神经的分支，并有丰富的纤维束和血管。针尖进入此层时，有一定的阻力，并易出血，故不宜用力提插和捻转。血管主要有颞浅动静脉和枕动静脉吻合网。颞浅动脉为颈外动脉的终支之一，枕动脉为颈外动脉的分支，颞浅静脉和枕静脉均为颈外静脉的属支。

3. 帽状腱膜　此腱膜致密坚韧，前连枕额肌的额腹，后连枕额肌的枕腹，并与浅层的皮肤和浅筋膜紧密相连，共同构成"头皮"。

4. 腱膜下疏松结缔组织　为帽状腱膜与颅骨外膜之间的薄层疏松结缔组织。其范围很广，前至眶上缘，后达上项线，内有若干导静脉与颅内静脉相通。

该穴的深面为颅骨外膜和顶骨。

【针刺意外与预防】针刺颅顶部的腧穴（如百会、神庭、上星、头临泣等），通常将针平刺在腱膜下疏松结缔组织中，一般不提插，多采用持续捻转手法，亦可以电针代替手法捻转。若针刺入头皮（即皮肤、皮下组织和帽状腱膜三层），并继续刺入此层，针尖阻力加大，患者立感剧烈疼痛。由于皮下组织血管丰富，出针时，应缓慢退针，并用干棉球按压半分钟，以免出血。

二、上星 GV23

【所属经脉】督脉。

【体表定位】在头部，前发际正中直上 1 寸。

【操作方法】平刺 0.5 ～ 0.8 寸。

【临床主治】头痛，眩晕，癫狂，目赤肿痛，迎风流泪，鼻渊，鼻衄。

【进针层次】图 1-2。

图 1-2　囟会、上星、神庭、印堂、素髎穴的断面解剖（正中矢状切面）

NOTE

1. 皮肤　有滑车上神经分布。

2. 皮下组织　内有滑车上神经的分支、滑车上动脉的分支和滑车上静脉的属支。此外，还有许多垂直的纤维束把脂肪分隔成许多小格，这些纤维束上连皮肤，下连帽状腱膜。滑车上动脉为眼动脉的额动脉的分支，滑车上静脉为额静脉的属支。

3. 帽状腱膜　详见"百会"穴。

4. 腱膜下疏松结缔组织　详见"百会"穴。

该穴的深面为颅骨外膜和额骨。

三、神庭 GV24

【所属经脉】督脉。

【体表定位】在头部，前发际正中直上 0.5 寸。

【操作方法】平刺 0.3 ～ 0.5 寸。

【临床主治】头痛，眩晕，目赤肿痛，迎风流泪，鼻渊，鼻衄，癫狂痫，失眠，健忘。

【进针层次】图 1-2。

1. 皮肤　有滑车上神经分布。

2. 皮下组织　内有滑车上神经的分支、滑车上动脉的分支和滑车上静脉的属支。

3. 左、右枕额肌额腹之间　枕额肌额腹位于额部浅筋膜的深面，宽阔而菲薄，起自帽状腱膜，止于额部皮肤，由面神经颞支支配。

4. 腱膜下疏松结缔组织　详见"百会"穴。

该穴的深面为颅骨外膜和额骨。

四、头维 ST8

【所属经脉】足阳明胃经。

【体表定位】在头部，额角发际直上 0.5 寸，头正中线旁开 4.5 寸。

【操作方法】向后平刺 0.5 ～ 0.8 寸。

【临床主治】头痛，眩晕，目痛，迎风流泪，眼睑瞤动。

【进针层次】图 1-3。

1. 皮肤　有耳颞神经分布。

2. 皮下组织　内有耳颞神经的分支、面神经颞支、颞浅动脉的分支和颞浅静脉的属支。

3. 帽状腱膜　详见"百会"穴。

4. 腱膜下疏松结缔组织　详见"百会"穴。

该穴的深面为颅骨外膜和顶骨。

图 1-3　头维穴的断面解剖（右侧，冠状切面）

五、角孙 TE20

【所属经脉】手少阳三焦经。

【体表定位】在头部，耳尖正对发际处。

【操作方法】平刺 0.3 ～ 0.5 寸，小儿疰腮宜灯火灸。

【临床主治】耳部肿痛，疰腮，目赤肿痛，齿痛，偏头痛，项强。

【进针层次】图 1-4。

下载 **医开讲APP**
扫描图片体验AR

图 1-4　角孙、率谷、丝竹空、瞳子髎、太阳、阳白、头临泣、头维穴的层次解剖（右侧，中层）

1. 皮肤　有耳颞神经分布。

2. 皮下组织　内有耳颞神经的分支、颞浅动脉的分支和颞浅静脉的属支。

3. 耳上肌　位于耳郭上方，呈三角形，肌腹阔而薄，起自帽状腱膜，止于耳郭软骨，由面神经颞支支配。

4. 颞筋膜　呈坚韧强厚的腱膜状，覆盖于颞肌的表面，上方附着于上颞线，向下分为浅深两层，浅层附着于颧弓的外面，深层附着于颧弓的内面，两层之间填有脂肪组织。

5. 颞肌　位于颞筋膜的深面，起自颞窝骨面，肌束向下集中，通过颧弓的深面，移行于强大的腱，止于下颌骨冠突的尖端和内侧面，由三叉神经第 3 支下颌神经的颞深神经支配。

该穴的深面为颅骨外膜和颞骨。

六、率谷 GB8

【所属经脉】足少阳胆经。

【体表定位】在头部，耳尖直上入发际 1.5 寸。

【操作方法】平刺 0.5 ～ 0.8 寸。

【临床主治】头痛，眩晕，耳鸣，耳聋，小儿急慢惊风。

【进针层次】图 1-4。

1. 皮肤　有耳颞神经分布。

2. 皮下组织　内有耳颞神经的分支、颞浅动脉的分支和颞浅静脉的属支。

3. 耳上肌　详见"角孙"穴。

4. 颞筋膜　详见"角孙"穴。

5. 颞肌　详见"角孙"穴。

该穴的深面为颅骨外膜和颞骨。

七、印堂 EX-HN3

【所属经脉】经外奇穴。

【体表定位】在头部，两眉头内侧端中间的凹陷中。

【操作方法】向下斜刺或平刺 0.5 ～ 1 寸，或点刺出血。

【临床主治】头痛，眩晕，失眠，小儿急慢惊风，产后血晕，鼻渊，鼻衄，目痛。

【进针层次】图 1-2。

1. 皮肤　有滑车上神经分布。

2. 皮下组织　内有滑车上神经的分支、滑车上动脉的分支和滑车上静脉的属支。

3. 降眉间肌　位于鼻骨表面，起自鼻骨和鼻外侧软骨，向上止于眉间的皮肤，由面神经颞支支配。

该穴的深面为鼻骨。

八、素髎 GV25

【所属经脉】督脉。

【体表定位】在面部，鼻尖的正中央。

【操作方法】向上斜刺 0.3 ～ 0.5 寸，或点刺出血。

【临床主治】昏迷，晕厥，中风，癫痫，口噤，口㖞，唇肿，齿痛，鼻塞，鼻衄，酒渣鼻。

【进针层次】图 1-2。

1. 皮肤　有筛前神经的鼻外支分布。筛前神经是三叉神经第 1 支眼神经的鼻睫神经的分支，其终支又分为鼻内支与鼻外支。鼻内支分布于鼻黏膜，鼻外支分布于鼻背下部、鼻翼和鼻尖的皮肤。

2. 皮下组织　含少量脂肪，皮下组织与皮肤结合牢固，内有筛前神经的鼻外支、面动脉的鼻背支和面静脉的鼻背支。面动脉是颈外动脉的分支，面静脉是颈内静脉的属支。

3. 鼻中隔软骨和鼻外侧软骨　均由透明软骨构成。

九、头临泣 GB15

【**所属经脉**】足少阳胆经。

【**体表定位**】在头部，瞳孔直上，前发际上 0.5 寸。

【**操作方法**】平刺 0.5 ～ 0.8 寸。

【**临床主治**】头痛，目痛，目眩，目翳，鼻塞，鼻渊，小儿惊风。

【**进针层次**】图 1–4、图 1–5。

图 1–5　头临泣、目窗、正营、承灵穴的断面解剖（右侧，矢状切面）

1. 皮肤　有眶上神经的外侧支分布。眶上神经为三叉神经第 1 支眼神经的额神经的分支。

2. 皮下组织　内有眶上神经的外侧支、眶上动脉的分支和眶上静脉的属支。眶上动脉是眼动脉的分支，眶上静脉汇入内眦静脉。

3. 帽状腱膜　详见"百会"穴。

4. 腱膜下疏松结缔组织　详见"百会"穴。

该穴的深面为颅骨外膜和额骨。

十、阳白 GB14

【**所属经脉**】足少阳胆经。

【**体表定位**】在头部，瞳孔直上，眉上 1 寸。

【**操作方法**】平刺 0.5 ～ 0.8 寸。

【**临床主治**】头痛，眩晕，目痛，视物模糊，眼睑𬌗动，口眼㖞斜。

【**进针层次**】图 1–6。

1. 皮肤　有眶上神经的外侧支分布。

2. 皮下组织　内有眶上神经的外侧支、眶上动脉的分支和眶上静脉的属支。

3. 枕额肌额腹　详见"神庭"穴。

该穴的深面为颅骨外膜和额骨。

AR

下载 医开讲APP
扫描图片体验AR

图 1–6　阳白、承泣穴的断面解剖（右侧，矢状切面）

NOTE

十一、攒竹 BL2

【所属经脉】足太阳膀胱经。

【体表定位】在面部，眉头凹陷中，额切迹处。

【操作方法】治疗眼病可向下斜刺 0.3 ～ 0.5 寸，治疗头面病可平刺或向外侧透刺鱼腰穴 1 ～ 1.5 寸。

【临床主治】目赤肿痛，目视不明，迎风流泪，眼睑瞤动，眼睑下垂，头痛，眉棱骨痛，面痛，口眼㖞斜，呃逆，急性腰痛。

【进针层次】图 1-7。

攒竹（足太阳膀胱经）
内眦动、静脉和降眉间肌
眼轮匝肌和泪阜
睑内侧韧带、滑车下神经
鼻外侧神经、动脉
面动、静脉
眶下神经、动脉
皱眉肌、滑车下神经
滑车上动脉、神经

图 1-7　攒竹穴的层次解剖（左侧，中层）

1. 皮肤　有滑车上神经分布。

2. 皮下组织　内有滑车上神经的分支、滑车上动脉的分支和滑车上静脉的属支。

3. 眼轮匝肌　位于眼裂周围的浅筋膜深面，属于表情肌，分为眶部、睑部和泪部。眶部为眼轮匝肌最外围的部分，起自睑内侧韧带及其周围的骨面，肌纤维弓向外侧，在外眦处上下纤维相互交错，止于皮肤和邻近诸肌；睑部位于眼睑的浅筋膜深面，起自睑内侧韧带及其邻近的骨面，肌纤维弓向外侧，止于睑外侧韧带；泪部位于睑部的深面，起自泪骨的泪后嵴和泪囊的深面、浅面，肌纤维弓向外侧，与睑部肌纤维相互结合。该肌由面神经颞支和颧支支配。

4. 皱眉肌　位于眼轮匝肌眶部和枕额肌额腹的深面，两侧眉弓之间。该肌起自额骨鼻部，肌束斜向上外，止于眉内侧 1/3 皮肤，由面神经颞支支配。

该穴的深面为颅骨外膜和额骨。

【针刺意外与预防】若向下斜刺，有可能刺中滑车上动静脉，损伤严重者，可引起局部血肿；若向外侧透刺鱼腰穴，有可能刺中眶上动静脉等，损伤严重者，可引起局部血肿。针刺时，宜采用提捏进针法，迅速刺入皮肤，然后缓慢进针。若患者呼痛时，表明针尖已触及血管，应略微退针，并改变针刺方向，然后再行刺入。若得气感不明显，也不宜提插捻转，应留针候气；留针期间一般不运针，如因治疗需要，为加强针感，只可作轻微的捻转，但不能提插。出针时，应缓慢退针，并用干棉球按压半分钟，以免出血。

十二、睛明 BL1

【所属经脉】足太阳膀胱经。

【体表定位】在面部，目内眦内上方眶内侧壁凹陷中。

【操作方法】嘱患者闭目，医者押手拇指将眼球轻推向外侧固定，刺手持针沿眼眶边缘缓缓刺入 0.3 ～ 0.5 寸，不提插，少捻转。

【临床主治】目赤肿痛，目视不明，迎风流泪，内眦痒痛，目眩，目翳，近视，夜盲，色盲，头痛，急性腰痛。

【进针层次】图 1-8。

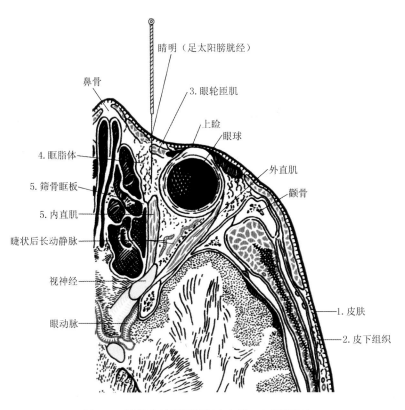

睛明（足太阳膀胱经）
鼻骨
3. 眼轮匝肌
上睑
眼球
4. 眶脂体
外直肌
5. 筛骨眶板
颧骨
5. 内直肌
睫状后长动静脉
视神经
1. 皮肤
眼动脉
2. 皮下组织

图 1-8　睛明穴的断面解剖（右侧，水平切面）

下载 医开讲APP
扫描图片体验AR

1. 皮肤　上睑皮肤极薄，约 0.1mm，有滑车上神经分布。

2. 皮下组织　内有滑车上神经的分支、内眦动脉的分支和内眦静脉的属支。内眦动脉为面动脉的终支，内眦静脉为面静脉的属支。

3. 眼轮匝肌　详见"攒竹"穴。

4. 眶脂体　由填充于眶内眼球、眼肌与眶骨膜之间的脂肪组织构成。针刺入此层有空松感。

5. 内直肌与筛骨眶板之间　内直肌位于进针部位的稍外侧，筛骨眶板位于进针部位的内侧。内直肌位于眼球的内侧，起自眶尖的总腱环，向前止于巩膜内侧部赤道以前的巩膜，由动眼神经下支支配。若刺中内直肌，针尖有黏滞感，患者有酸、胀、重等感觉，有助于校正眼球外斜视。筛骨眶板为眼眶的内侧壁，此壁略呈矢状位，前部宽，后部逐渐变窄并导向眶尖。在此壁中部和后部，有前筛骨孔和后筛骨孔，孔内分别有筛前动脉、神经和筛后动脉、神经分布于筛窦。筛前后动脉为眼动脉入眶后的分支，筛前后神经则为三叉神经第 1 支眼神经的鼻睫神经的分支。

【毗邻结构】

1. 总腱环、视神经孔及其内容　总腱环和视神经孔位于进针部位的直后方略偏外。总腱环是围绕并附着于视神经孔和眶上裂内侧端的腱性结构，由运动眼球肌肉的起始腱紧密连结而成，外观呈环状。视神经孔位于眶尖，实为一骨性短管，长约 5mm，向后通入颅中窝，内有视神经和眼动脉通过。视神经是由视网膜上的神经节细胞的轴突聚集而成。视神经向后穿过眼球壁，行经眶的后部，经视神经孔进入颅中窝，连于视交叉，再经视束连于间脑。视神经外面包裹由脑膜延续而来的三层被膜。眼动脉为颈内动脉的分支，在视神经下方经视神经孔入眶。

2. 眶上裂及其内容　眶上裂位于进针部位的后外侧，为眶上壁与眶外侧壁之间的裂隙，是眼眶与颅中窝的最大通道。通过眶上裂的结构有动眼神经、滑车神经、展神经、三叉神经第 1 支眼神经、三叉神经第 2 支上颌神经以及眼上静脉。

【针刺意外与预防】

1. 出血　皮下组织中的内眦动脉，由于组织疏松，移动性大，只要进针时不过快，常不致受到损伤；若血管损伤严重者，可引起局部血肿。若针刺超过 0.8 寸，且贴近眶内侧壁处，则易刺伤筛前后动脉。因上述动脉在此处穿入前后筛骨孔，位置固定，故易刺中。若刺中该血管且出血严重时，患者主诉眼球发胀，并有外突感，造成上下眼睑的皮下淤血。因此，进针时，针尖不要紧贴眶内侧壁，避免损伤筛前后动脉。出针时，应缓慢退针，并用干棉球按压半分钟，以免出血。

2. 刺中眼球　进针时未按压眼球，或进针时过于贴近眼球，则有可能刺中眼球。由于眼球壁外层巩膜十分坚韧，刺中时针尖有黏滞感，只要进针不过快，不致刺入眼球内部。须注意的是，眼球的"赤道"处是巩膜最薄的部位，仅有 0.4～0.5mm，若刺中此处，则有可能刺入眼球。

3. 刺中总腱环和视神经　若针刺过深，超过 1.8 寸时，在进针的直后方则易刺中总腱环和视神经。刺中总腱环，则针感黏滞；刺中视神经，患者主诉眼冒金星（视神经受刺激）、头痛头昏（硬脑膜受刺激），严重者可有恶心、呕吐等重症出现。

4. 刺中眶上裂及其深部结构　若朝后外方向刺入 2 寸以上，则针尖可直达眶上裂，不仅可能刺中通过眶上裂的神经和血管，进而可透过眶上裂而伤及颅中窝的海绵窦，甚至刺中大脑颞叶前端，造成颅内出血，引起剧烈头昏、头痛、恶心、呕吐，甚至休克、死亡。

十三、承泣 ST1

【所属经脉】足阳明胃经。

【体表定位】在面部，瞳孔直下，眼球与眶下缘之间。

【操作方法】嘱患者闭目，医者押手拇指向上轻推眼球固定，刺手持针紧靠眶下缘缓慢直刺0.5～0.7寸，不提插，少捻转。

【临床主治】目赤肿痛，迎风流泪，眼睑眴动，夜盲，近视，口眼㖞斜，面肌痉挛。

【进针层次】图1-6、图1-9。

图1-9　承泣、上关穴的断面解剖（右侧，水平切面）

1. 皮肤　极薄，有眶下神经分布。该神经为三叉神经第2支上颌神经的终支。

2. 皮下组织　内有眶下神经的分支、面神经颧支、眶下动脉的分支和眶下静脉的属支。眶下动脉为上颌动脉的分支，眶下静脉汇入翼静脉丛。

3. 眼轮匝肌　详见"攒竹"穴。

4. 眶脂体　详见"睛明"穴。

5. 下斜肌　位于眼球的下方，起自眶下壁的前内侧，向后外止于眼球下面赤道后方的巩膜，由动眼神经下支支配。

【毗邻结构】

1. 下直肌　位于眼球的下方，起自总腱环，止于眼球下部赤道以前的巩膜，由动眼神经下支支配。

2. 眶下沟、眶下管及其内容　在眶下壁中部，自后向前，有一纵行的眶下沟，此沟向前延续为穿通眶下壁的眶下管，开口于眶下缘下方的眶下孔。眶下动静脉和神经均行经眶下沟、眶下管，并从眶下孔穿出至皮下。眶下神经与眶下静脉、眶下动脉伴行，三者均走行于眶下沟和眶下管中，位置十分固定，极易刺中血管。

【针刺意外与预防】若进针过于紧贴眶下壁且深度超过0.4寸时，有可能刺入眶下沟，伤及眶下动静脉，可造成下眼睑的皮下淤血。因此，进针时，针尖不要紧贴眶下壁，避免损伤血管。出针时，应缓慢退针，并用干棉球按压半分钟，以免出血。若进针过于贴紧眼球，有可能经下直肌刺中眼球壁，严重时可刺入眼球内部。若针刺深度超过 1.9 寸，可能刺中总腱环、视神经、眶上裂及其深部结构，详见"睛明"穴。

十四、四白 ST2

【所属经脉】足阳明胃经。

【体表定位】在面部，眶下孔处。

【操作方法】直刺 0.3 ～ 0.5 寸，或向下斜刺 1 寸。

【临床主治】目赤肿痛，眼睑瞤动，迎风流泪，目翳，近视，口眼㖞斜，面痛，头痛，眩晕，胆道蛔虫症。

【进针层次】图 1-10。

图 1-10　四白穴的断面解剖（右侧，水平切面）

1. 皮肤　有眶下神经分布。

2. 皮下组织　内有眶下神经的分支、面神经颧支、面动脉的分支、面静脉的属支、眶下动脉的分支和眶下静脉的属支。

3. 眼轮匝肌和提上唇肌　眼轮匝肌详见"攒竹"穴。提上唇肌位于眶下部浅筋膜的深面，上部肌束被眼轮匝肌遮盖；该肌起自上颌骨的眶下缘至眶下孔之间，向下止于上唇、鼻翼和鼻唇沟附近的皮肤，由面神经颊支支配。

4. 眶下孔或上颌骨　若直刺，针的深面为眶下孔；若向下斜刺，针的深面为上颌骨。眶下孔位于眶下缘中点的下方约 0.8cm 处，内有眶下血管和神经穿过。

【针刺意外与预防】此穴深面正对眶下孔，向内延伸为眶下管、眶下沟。若直刺过深则经眶下孔进入眶下管，极易刺中眶下管内的眶下动静脉，可造成眼睑下方的皮下淤血。因此，直刺时不宜过深，以免损伤血管。出针时，应缓慢退针，并用干棉球按压半分钟，以免出血。

十五、丝竹空 TE23

【所属经脉】手少阳三焦经。

【体表定位】在面部，眉梢凹陷中。

【操作方法】平刺或斜刺 0.5～1 寸。

【临床主治】目眩，目赤肿痛，眼睑𬌗动，头痛，癫狂痫。

【进针层次】图 1-4。

1. 皮肤 有眶上神经和颧神经分布。颧神经为三叉神经第 2 支上颌神经的分支。

2. 皮下组织 内有眶上神经的分支、颧神经的分支、颞浅动脉的分支和颞浅静脉的属支。

3. 眼轮匝肌 详见"攒竹"穴。

十六、瞳子髎 GB1

【所属经脉】足少阳胆经。

【体表定位】在面部，目外眦外侧 0.5 寸凹陷中。

【操作方法】平刺 0.3～0.5 寸，或点刺出血。

【临床主治】目赤肿痛，目翳，夜盲，青光眼，口㖞，头痛。

【进针层次】图 1-4、图 1-11。

图 1-11 瞳子髎穴的断面解剖（右侧，水平切面）

NOTE

1. 皮肤 有颧神经分布。

2. 皮下组织 内有颧神经的分支、颞浅动脉的分支和颞浅静脉的属支。

3. 眼轮匝肌 详见"攒竹"穴。

4. 颞筋膜 详见"角孙"穴。

5. 颞肌 详见"角孙"穴。

十七、太阳 EX-HN5

【所属经脉】经外奇穴。

【体表定位】在头部，眉梢与目外眦之间，向后约一横指的凹陷中。

【操作方法】直刺或斜刺 0.3 ～ 0.5 寸，或点刺出血。

【临床主治】头痛，目赤肿痛，目眩，目翳，口眼㖞斜，面痛。

【进针层次】图 1-4。

1. 皮肤 有颧神经分布。

2. 皮下组织 内有颧神经的分支、颞浅动脉的分支和颞浅静脉的属支。

3. 眼轮匝肌 详见"攒竹"穴。

4. 颞筋膜 详见"角孙"穴。

5. 颞肌 详见"角孙"穴。

十八、颧髎 SI18

【所属经脉】手太阳小肠经。

【体表定位】在面部，颧骨下缘，目外眦直下的凹陷中。

【操作方法】直刺 0.3 ～ 0.5 寸，或斜刺 0.5 ～ 1 寸。

【临床主治】口㖞，眼睑眴动，齿痛，面痛，颊肿。

【进针层次】图 1-12。

1. 皮肤 有眶下神经分布。

2. 皮下组织 内有眶下神经的分支、面横动脉和面横静脉。面横动脉是颞浅动脉的分支，面横静脉为下颌后静脉的属支。

3. 颧肌 由颧大肌和颧小肌组成。该肌起自颧骨，肌束斜向内下方，止于口角的皮肤和颊黏膜，部分纤维移行于口轮匝肌，由面神经颧支支配。

4. 咬肌 位于下颌支外侧浅筋膜的深面。该肌起自颧弓下缘及内侧面，向后下止于下颌支外面的咬肌粗隆，由咬肌神经（为三叉神经第 3 支下颌神经的分支）支配。

5. 颞肌 详见"角孙"穴。

图 1-12　颧髎、迎香穴的断面解剖（右侧，水平切面）

十九、迎香 LI20

【所属经脉】手阳明大肠经。

【体表定位】在面部，鼻翼外缘中点旁，鼻唇沟中。

【操作方法】向内上斜刺或平刺 0.3 ～ 0.5 寸。

【临床主治】鼻塞，鼻衄，鼻渊，鼻息肉，口㖞，面痒，胆道蛔虫症。

【进针层次】图 1-12。

1. 皮肤　有眶下神经分布。

2. 皮下组织　内有眶下神经的分支、面动脉的分支和面静脉的属支。

3. 提上唇肌　详见"四白"穴。

该穴的深面为上颌骨。

二十、水沟 GV26

【所属经脉】督脉。

【体表定位】在面部，人中沟的上 1/3 与下 2/3 交点处。

【操作方法】向上斜刺 0.3 ～ 0.5 寸，或用指甲按掐。

【临床主治】昏迷，晕厥，中风，癫痫，抽搐，齿痛，唇肿，口㖞，口噤，鼻塞，鼻衄，闪挫腰痛。

【进针层次】图 1-13。

1. 皮肤　有眶下神经分布。

2. 皮下组织　内有眶下神经的分支、上唇动脉和上唇静脉。上唇动脉是面动脉在口角处发出的分支，上唇静脉为面静脉的属支。

NOTE

下载 医开讲APP
扫描图片体验AR

蝶窦
鼻中隔
腭骨水平板
咽鼓管圆枕
咽鼓管咽口
软腭
舌肌、舌扁桃体
会厌软骨、舌骨
构会厌襞
喉前庭、构横肌
喉室、环状软骨

上颌骨
3.口轮匝肌
水沟（督脉）
兑端（督脉）
口轮匝肌、舌下腺
4.降下唇肌
承浆（任脉）
5.颏肌
1.皮肤
2.皮下组织
廉泉（任脉）
甲状舌骨肌
胸骨舌骨肌

图 1-13　水沟、兑端、承浆、廉泉穴的断面解剖（正中矢状切面）

3. 口轮匝肌　位于口裂周围的口唇内，为椭圆形的环形扁肌。该肌起自下颌骨、下颌骨的切牙窝、口角附近的黏膜和皮肤，部分肌束为颊肌、切牙肌、颧肌及降口角肌的延续，其他所有至口角周围的肌皆交错编织于该肌内，由面神经颊支和下颌缘支支配。

二十一、承浆 CV24

【所属经脉】任脉。

【体表定位】在面部，颏唇沟的正中凹陷处。

【操作方法】斜刺 0.3 ～ 0.5 寸。

【临床主治】口㖞，唇紧，齿痛，齿衄，流涎，口舌生疮，暴喑，面肿。

【进针层次】图 1-13。

1. 皮肤　有下牙槽神经的终末支颏神经分布。下牙槽神经为三叉神经的第 3 支下颌神经的分支。

2. 皮下组织　内有颏神经、颏动脉和颏静脉。颏动脉为下牙槽动脉的终支，下牙槽动脉为下颌动脉的分支，颏静脉与颏动脉伴行。

3. 口轮匝肌　详见"水沟"穴。

4. 降下唇肌　位于口角下部浅筋膜的深面，为菱形扁肌。该肌起自下颌体前面的斜线（即颏孔至颏结节之间的斜线），肌纤维斜向内上方，止于下唇的皮肤和黏膜，由面神经下颌缘支支配。

5. 颏肌　位于降下唇肌的深面，呈锥形。该肌起自下颌骨侧切牙和中切牙的牙槽轭部，肌纤维向内下方，止于颏部皮肤，由面神经下颌缘支支配。

二十二、地仓 ST4

【所属经脉】足阳明胃经。

【体表定位】在面部，口角旁开 0.4 寸。

【操作方法】斜刺或平刺 0.5～0.8 寸，或向迎香、颊车方向透刺 1～2 寸。

【临床主治】口㖞，流涎，眼睑眴动，唇缓不收，齿痛，颊肿。

【进针层次】图 1-14、图 1-15。

图 1-14　地仓穴的断面解剖（右侧，矢状切面）

图 1-15　地仓穴的断面解剖（右侧，水平切面）

1. 皮肤　有眶下神经和颊神经分布。颊神经为三叉神经第 3 支下颌神经的分支。

2. 皮下组织　内有眶下神经的分支、颊神经的分支、面动脉的分支和面静脉的属支。

3. 口轮匝肌　详见"水沟"穴。

4. 降口角肌或颊肌　若直刺，针的深面为降口角肌；若斜刺或平刺，针的深面为颊肌。降口角肌位于口角下部浅筋膜的深面，起自下颌体下缘（自颏结节至第 1 磨牙之间），肌束斜向上内方，止于口角皮肤，部分移行于切牙肌和口轮匝肌，由面神经颊支和下颌缘支支配。颊

肌位于口角两侧面颊深部，紧贴于口腔侧壁的黏膜外面，起自下颌骨颊肌嵴、上颌骨牙槽突的后外面及翼突下颌缝，向前至口角，止于口角皮肤，部分移行于上下唇，由面神经颊支支配。

二十三、下关 ST7

【所属经脉】足阳明胃经。

【体表定位】在面部，颧弓下缘与下颌切迹之间凹陷中。

【操作方法】直刺或斜刺 0.5～1 寸。

【临床主治】耳鸣，耳聋，聤耳，齿痛，面痛，口㖞，牙关开合不利。

【进针层次】图 1-16、图 1-17。

1. 皮肤　有耳颞神经分布。

2. 皮下组织　内有耳颞神经的分支、面神经颞支、面横动脉的分支和面横静脉的属支。

3. 腮腺　为最大的唾液腺，位于耳郭前下方，包裹于腮腺鞘内，由舌咽神经的副交感纤维支配。腮腺内纵行的血管神经有颈外动脉、下颌后静脉、颞浅动脉、颞浅静脉和耳颞神经，横行的有上颌动脉、上颌静脉、面横动脉、面横静脉和面神经分支。

4. 咬肌　详见"颧髎"穴。

5. 颞肌与下颌骨髁突之间　颞肌位于进针部位的前方，下颌骨髁突位于进针部位的后方。颞肌详见"角孙"穴。

6. 上颌动静脉　上颌动脉为颈外动脉的终支之一，上颌静脉为下颌后静脉的属支。

7. 翼外肌　位于颞下窝内。该肌起自颞下窝、颞下嵴和翼突外侧板，肌束向后外方集中，止于下颌颈，由翼外肌神经（为三叉神经第 3 支下颌神经的分支）支配。

图 1-16　下关穴的断面解剖（右侧，水平切面）

额下回　　颞肌

颧骨

下关（足阳明胃经）

1. 皮肤

2. 皮下组织

4. 咬肌

3. 腮腺

7. 翼外肌

颊车（足阳明胃经）

3. 咬肌

下颌骨

下颌下淋巴结、面动脉

图 1-17　下关、颊车穴的断面解剖（右侧，冠状切面）

下载 医开讲APP
扫描图片体验AR

【针刺意外与预防】该穴的深面有上颌动静脉，若直刺过深，则可能刺中此血管。该穴翼外肌的深面有下牙槽神经、舌神经和脑膜中动脉，若刺中脑膜中动脉，可引起严重出血。故该穴不能深刺，以免损伤血管。

二十四、颊车 ST6

【所属经脉】足阳明胃经。

【体表定位】在面部，下颌角前上方一横指处。

【操作方法】直刺 0.3 ～ 0.5 寸，或向地仓方向透刺 1.5 ～ 2 寸。

【临床主治】口喎，口噤，齿痛，颊肿。

【进针层次】图 1-17。

1. 皮肤　有耳大神经分布。耳大神经为颈丛的皮支之一。

2. 皮下组织　内有耳大神经的分支和面神经下颌缘支。

3. 咬肌　详见"颧髎"穴。

该穴的深面为下颌骨。若向地仓方向斜刺，针尖可刺入颊肌、降口角肌和口轮匝肌等结构。

二十五、大迎 ST5

【所属经脉】足阳明胃经。

【体表定位】在面部，下颌角前方，咬肌附着部的前缘凹陷中，面动脉搏动处。

【操作方法】避开面动脉直刺 0.3 ～ 0.5 寸，或向颊车方向斜刺 0.5 ～ 1 寸。

【临床主治】齿痛，颊肿，口噤，口喎。

【进针层次】图 1-18。

NOTE

图 1-18 大迎穴的断面解剖（右侧，水平切面）

1. 皮肤 有耳大神经和颊神经分布。

2. 皮下组织 内有耳大神经的分支、颊神经的分支、面神经下颌缘支和颈阔肌。颈阔肌位于颈前外侧部的皮下，起自胸大肌和三角肌筋膜，肌束斜向内上方，越过锁骨和下颌骨至面部，止于下颌体下缘和口角，部分移行于腮腺咬肌筋膜、笑肌和降下唇肌，由面神经颈支支配。

3. 降口角肌或咬肌 若直刺，针的深面为降口角肌，降口角肌详见"地仓"穴。若向颊车方向斜刺，针的深面则为咬肌，咬肌详见"颧髎"穴。

4. 面动静脉 面动脉是颈外动脉的分支，面静脉是颈内静脉的属支。

该穴的深面为下颌骨。

【针刺意外与预防】该穴的深面有面动静脉，在咬肌前缘可触及该动脉的搏动。针刺时，医者应以押手拇指按压该动脉，拇指指甲放置于咬肌前缘，然后刺手持针沿拇指甲边缘进针，以避开动脉，否则易刺中血管，导致出血。因面动脉在咬肌前缘紧贴下颌体下缘向上至面部，位置固定，移动性小，故直刺时应避开该动脉。若向颊车方向斜刺，一般不易刺中面动脉。

二十六、听会 GB2

【所属经脉】足少阳胆经。

【体表定位】在面部，耳屏间切迹与下颌骨髁突之间的凹陷中。

【操作方法】直刺 0.5 ～ 0.8 寸。

【临床主治】耳鸣，耳聋，聤耳，齿痛，面痛，口㖞。

【进针层次】图 1-19、图 1-20。

图 1-19 听会穴的断面解剖（右侧，水平切面）

图 1-20 耳门、听宫、听会穴的断面解剖（右侧，冠状切面）

1. **皮肤** 有耳颞神经和耳大神经分布。

2. **皮下组织** 内有上述神经的分支、颞浅动脉的分支和颞浅静脉的属支。

3. **腮腺** 详见"下关"穴。

NOTE

腮腺深面的结构有：茎突诸肌、颈内动脉、颈内静脉、舌咽神经、迷走神经、副神经和舌下神经（即腮腺床）。

【针刺意外与预防】该穴皮下有颞浅动静脉，在耳屏前方可摸到颞浅动脉搏动。针刺操作时，为了更有效地避开颞浅动脉，以免刺中血管，其具体方法是：先沿耳屏向前斜刺 0.2 寸深进入皮下组织，使针尖位于颞浅动脉下方；然后令患者张开口，再直刺 0.3～0.6 寸。若针刺过深，针尖可刺中颈内动静脉，可引起出血，后果严重。出针时，用干棉球按压半分钟，以免出血。

二十七、听宫 SI19

【所属经脉】手太阳小肠经。

【体表定位】在面部，耳屏正中与下颌骨髁突之间的凹陷中。

【操作方法】直刺 0.5～1 寸。

【临床主治】耳鸣，耳聋，聤耳，齿痛，癫狂。

【进针层次】图 1–20。

1. 皮肤 较薄，移动性较大，有耳颞神经分布。

2. 皮下组织 内有耳颞神经的分支、颞浅动脉的分支和颞浅静脉的属支。

3. 外耳道软骨 外耳道是自外耳门至鼓膜之间的弯曲管道，全长约 2.5cm。其外侧 1/3 为软骨部，内侧 2/3 为骨性部。

【针刺意外与预防】详见"听会"穴。

二十八、耳门 TE21

【所属经脉】手少阳三焦经。

【体表定位】在面部，屏上切迹与下颌骨髁突之间的凹陷中。

【操作方法】直刺 0.5～1 寸。

【临床主治】耳聋，耳鸣，聤耳，齿痛。

【进针层次】图 1–20。

1. 皮肤 有耳颞神经分布。

2. 皮下组织 内有耳颞神经的分支、颞浅动脉的分支和颞浅静脉的属支。

3. 腮腺上缘 腮腺详见"下关"穴。

【针刺意外与预防】详见"听会"穴。

第二章　颈部腧穴解剖

第一节　颈部概述

颈部 neck 位于头部、胸部与上肢之间，联系三者之间的结构均列于颈部的一定部位。颈部前方正中有呼吸道和消化管的颈部；颈部两侧有纵向走行的大血管和神经；颈根部除有往返于颈部、胸部和上肢之间的动脉、静脉、淋巴管、神经，以及气管、食管、甲状腺、甲状旁腺等外，还有由胸腔突入的胸膜顶和肺尖。颈部众多结构之间有丰富的结缔组织填充，形成筋膜鞘和诸多筋膜间隙。颈部的肌肉多为纵行，不仅可使颈部活动具有较大的灵活性，并参与呼吸、吞咽和发音等生理活动。颈部淋巴结较多，主要沿浅静脉和深部血管、神经排列，在各种感染性疾病发展过程中有重要意义；肿瘤转移时颈部淋巴结常易受累，手术清除淋巴结时，应避免损伤血管和神经等。

一、境界与分区

（一）境界

颈部上界以下颌体下缘、下颌角、乳突尖、上项线和枕外隆凸的连线与头部分界；下界以胸骨颈静脉切迹、胸锁关节、锁骨上缘、肩峰至第 7 颈椎棘突的连线与胸部、上肢分界。

（二）分区

颈部分为固有颈部和项部两部分。**固有颈部**是位于两侧斜方肌前缘之间和脊柱颈部前方的部分，即通常所指的颈部；**项部**是位于两侧斜方肌与脊柱颈部后方之间的部分。固有颈部以胸锁乳突肌为标志分为颈前区、颈外侧区和胸锁乳突肌区。

1. 颈前区　位于颈前正中线、下颌体下缘和胸锁乳突肌前缘之间。颈前区又以舌骨为界分成**舌骨上区**和**舌骨下区**；前者由二腹肌前腹分为内侧的**颏下三角**和外侧的**下颌下三角**；后者借肩胛舌骨肌上腹分为后上方的**颈动脉三角**和前下方的**肌三角**。

2. 颈外侧区　位于胸锁乳突肌后缘、斜方肌前缘和锁骨中 1/3 上缘之间。肩胛舌骨肌下腹将其分为上部较大的**枕三角**和下部较小的**锁骨上三角**。

3. 胸锁乳突肌区　即该肌所在的区域。

二、表面解剖

（一）体表标志

1. 舌骨 hyoid bone　位于颏隆凸的下后方，适对第 3、第 4 颈椎体之间。舌骨体两侧可触及**舌骨大角**，是寻找舌动脉的标志。

2. 甲状软骨 thyroid cartilage　位于舌骨体下方，上缘平第 4 颈椎上缘，颈总动脉在此处

NOTE

分为颈内外动脉。甲状软骨左右板融合处的上端向前突出，形成**喉结**，成年男性清晰可见。喉结旁开 1.5 寸为针灸"人迎"穴所在的位置。

3. 环状软骨 cricoid cartilage　位于甲状软骨下方，平对第 6 颈椎横突，此处分别是喉与气管、咽与食管的分界标志，也可作为计数气管环和甲状腺触诊的标志。

4. 颈动脉结节 carotid tubercle　即第 6 颈椎横突前结节，颈总动脉行经其前方。

5. 胸锁乳突肌 sternocleidomastoid　是颈部分区的重要标志。该肌起端的胸骨头、锁骨头与锁骨围成**锁骨上小窝 lesser supraclavicular fossa**，位于胸锁关节上方。此窝中央为针灸"气舍"穴所在的位置。

6. 胸骨上窝 suprasternal fossa　位于胸骨颈静脉切迹上方的凹陷处，在此可触及气管颈部。此窝中央为针灸"天突"穴所在的位置。

7. 锁骨上大窝 greater supraclavicular fossa　位于锁骨中 1/3 上方的凹陷。此窝中央为针灸"缺盆"穴所在的位置。

（二）体表投影

1. 颈总动脉 common carotid artery 与颈外动脉 external carotid artery　取下颌角与乳突尖连线的中点，由此点至胸锁关节引一连线，为这两条动脉的体表投影。又以甲状软骨上缘为界，下方为颈总动脉的体表投影，上方为颈外动脉的体表投影。在环状软骨侧方可摸到颈总动脉的搏动，将该动脉向后内方压迫于第 6 颈椎横突的颈动脉结节上，可使一侧头部止血。

2. 锁骨下动脉 subclavian artery　右侧自右胸锁关节、左侧自左锁骨上小窝向外上至锁骨上缘中点划一凸向上方的弓形线，弓形线的最高点距锁骨上缘约 1cm，该线即为锁骨下动脉的体表投影。于锁骨上窝中点向下，将该动脉压在第 1 肋上，可使肩和上肢止血。

3. 颈外静脉 external jugular vein　位于下颌角至锁骨中点的连线上。颈外静脉是小儿静脉穿刺的常用部位之一。

4. 副神经 accessory nerve　自乳突尖与下颌角连线的中点，经胸锁乳突肌后缘上中 1/3 交点至斜方肌前缘中下 1/3 交点的连线，为副神经的体表投影。

5. 臂丛 brachial plexus　自胸锁乳突肌后缘中下 1/3 交点至锁骨中外 1/3 交点稍内侧的连线，为臂丛的体表投影。臂丛在锁骨中点上方比较集中，位置浅表，易于触及，常作为臂丛锁骨上入路阻滞麻醉的部位。

6. 神经点　是颈丛皮支穿出颈筋膜的集中点，位于胸锁乳突肌后缘的中点处，为颈部皮神经阻滞麻醉的部位。

7. 胸膜顶 cupula of pleura 与肺尖 apex of lung　位于锁骨内侧 1/3 段上方，最高点距锁骨上缘 2 ～ 3cm。

第二节　颈部应用解剖

一、颈前部

（一）颈部浅层结构

1. 皮肤　颈部皮肤薄，移动度大，皮纹横行。

2. 浅筋膜　为一薄层含有脂肪的疏松结缔组织，内有颈阔肌、浅静脉和神经等。

（1）颈阔肌　位于颈前外侧部浅筋膜脂肪层的深面，为一层菲薄而宽阔的皮肌，由面神经颈支支配。

（2）浅静脉　主要有颈前静脉和颈外静脉，位于颈阔肌深面。

（3）面神经颈支　自腮腺下端穿出后，入颈阔肌深面，行向前下方，支配该肌。

（4）颈丛皮支　有枕小神经、耳大神经、颈横神经和锁骨上神经，均于胸锁乳突肌后缘的中点浅出深筋膜，分布于颈部、枕部、耳部、肩部和胸前壁上部的皮肤。

3. 颈筋膜　即颈部深筋膜，位于颈浅筋膜的深面，分层包绕颈、项部诸肌和器官，并形成筋膜鞘及筋膜间隙。颈筋膜可分为浅、中、深三层。

（1）颈筋膜浅层　又称**封套筋膜**，包绕斜方肌和胸锁乳突肌，形成两肌的鞘；向后附着于项韧带和第 7 颈椎棘突；向前于颈前正中线左、右相交织，参与构成颈白线。

（2）颈筋膜中层　又称**内脏筋膜**，位于舌骨下肌群深面，包绕着咽、食管颈部、喉、气管颈部、甲状腺和甲状旁腺等器官。此筋膜在甲状腺两侧叶的后外方分为前后两层包裹甲状腺，形成甲状腺鞘，又称**甲状腺假被膜**。此筋膜前下部覆盖气管，称为**气管前筋膜**；后上部覆盖颊肌和咽缩肌，称为**颊咽筋膜**。颈筋膜中层向两侧包裹颈总动脉、颈内动脉、颈内静脉和迷走神经周围，形成**颈动脉鞘**。

（3）颈筋膜深层　又称**椎前筋膜**，位于椎前肌和斜角肌的前面，覆盖臂丛、颈交感干、膈神经、锁骨下动脉及锁骨下静脉。此筋膜向下外方，包裹腋动静脉及臂丛，形成**腋鞘**。

（二）颈前区

1. 下颌下三角 submandibular triangle　是指下颌骨下缘与二腹肌前后腹之间的三角形区域。其浅面为皮肤、浅筋膜、颈阔肌和颈筋膜浅层，深面为下颌舌骨肌及其深面的舌骨舌肌、咽中缩肌。该三角内主要有下颌下腺、下颌下淋巴结及其周围的面动脉、面静脉、舌动脉、舌静脉、舌下神经和舌神经等。

2. 颏下三角 submental triangle　是指左右二腹肌前腹与舌骨体之间的三角形区域。其浅面为皮肤、浅筋膜和颈筋膜浅层，深面为两侧的下颌舌骨肌及其筋膜。该三角内有 1～3 个颏下淋巴结。

3. 颈动脉三角 carotid triangle　是指胸锁乳突肌前缘、二腹肌后腹与肩胛舌骨肌上腹之间的三角形区域。其浅面为皮肤、浅筋膜、颈阔肌和颈筋膜浅层，深面为椎前筋膜。该三角内主要有颈总动脉及其分支、颈内静脉及其属支、舌下神经及其降支、迷走神经及其分支、副神经和部分颈外侧深淋巴结等。

4. 肌三角 muscular triangle 是指颈前正中线、胸锁乳突肌前缘与肩胛舌骨肌上腹之间的三角形区域。其浅面为皮肤、浅筋膜、颈阔肌、颈前静脉与皮神经、颈筋膜浅层以及舌骨下肌群，深面为椎前筋膜。该三角内主要有甲状腺、甲状旁腺、喉、气管颈部、咽、食管颈部及血管、神经等。

（三）胸锁乳突肌区

该区皮肤较薄，浅筋膜中有颈阔肌、浅静脉和皮神经，其深面主要有颈襻、颈动脉鞘及其内容、颈丛和颈交感干等。

1. 颈襻 ansa cervicalis 由第 1～3 颈神经前支的分支构成。其中第 1 颈神经前支的部分纤维随舌下神经走行，在颈动脉三角内离开舌下神经，称为**舌下神经降支**，又称**颈襻上根**，沿颈内动脉、颈总动脉浅面下行；第 2、第 3 颈神经前支的纤维经过颈丛联合发出降支，称为**颈襻下根**，沿颈内静脉浅面或深面下行。上下两根在颈动脉鞘浅面合成颈襻，位于肩胛舌骨肌中间腱的上缘附近，平环状软骨弓水平。颈襻分支支配肩胛舌骨肌、胸骨舌骨肌和胸骨甲状肌。

2. 颈动脉鞘 carotid sheath 上起颅底，下续纵隔。鞘内有颈内动脉、颈总动脉、颈内静脉和迷走神经组成的颈血管神经束，其中动脉位于内侧，静脉位于外侧，迷走神经位于两者之间的后方。鞘的浅面有胸锁乳突肌、胸骨舌骨肌、胸骨甲状肌、肩胛舌骨肌下腹、颈襻及甲状腺上中静脉；鞘的后方有甲状腺下动脉横过（左侧还有胸导管弓横过），隔椎前筋膜有颈交感干、椎前肌及颈椎横突；鞘的内侧有咽、食管、喉、气管、甲状腺侧叶及喉返神经等。

3. 颈丛 由第 1～4 颈神经前支构成，位于胸锁乳突肌上部的深面，肩胛提肌和中斜角肌的浅面。其分支有皮支、膈神经和肌支。

4. 颈交感干 位于脊柱两侧，椎前筋膜的深面，由颈上、中、下交感神经节及其节间支组成。**颈上神经节**最大，呈菱形，长约 3cm，位于第 2、第 3 颈椎横突前方。**颈中神经节**最小，位于第 6 颈椎横突前方，可缺如。**颈下神经节**多与第 1 胸神经节融合成**颈胸神经节**，又称**星状神经节**，长 1.5～2.5cm，位于第 1 肋颈的前方。上述 3 个神经节各发出一个心支，参与心丛的组成。

二、颈外侧区和颈根部

（一）颈外侧区

1. 枕三角 occipital triangle 是指胸锁乳突肌后缘、斜方肌前缘与肩胛舌骨肌下腹上缘之间的三角形区域。其浅面为皮肤、浅筋膜和颈筋膜浅层，深面为椎前筋膜及其覆盖的中斜角肌、后斜角肌、肩胛提肌和头夹肌。该三角内主要有副神经、颈丛及其分支、臂丛的分支（肩胛背神经、肩胛上神经和胸长神经等）。

2. 锁骨上三角 supraclavicular triangle 位于锁骨上缘中 1/3 上方，在体表呈明显凹陷，故又称锁骨上大窝。该三角是指胸锁乳突肌后缘、肩胛舌骨肌下腹和锁骨之间的三角形区域。其浅面为皮肤、浅筋膜及位于其中的锁骨上神经、颈外静脉末段、颈阔肌及颈筋膜浅层，深面为斜角肌下份及椎前筋膜。该三角内主要有锁骨下静脉、锁骨下动脉、臂丛及其分支等。

（二）颈根部

颈根部是指颈、胸、上肢之间诸多重要结构接连的区域。其前界为胸骨柄，后界为第 1 胸椎体，两侧为第 1 肋。前斜角肌为该部重要的标志，起自第 3～6 颈椎横突，止于第 1 肋上面的斜角肌结节。该肌的后方有中斜角肌，也止于第 1 肋，前中斜角肌与第 1 肋围成斜角肌间隙，其内有臂丛和锁骨下动脉通过。

1. 胸膜顶　为肋胸膜和纵隔胸膜向上连续的部分，包于肺尖上方的壁胸膜，突入颈根部，高出锁骨内侧 1/3 上缘 2～3cm。胸膜顶的前外侧有斜角肌群，前内侧有胸廓内动脉、锁骨下动脉、锁骨下静脉和气管等，后内侧有臂丛、颈下神经节、最上肋间动脉、椎动脉和食管（左侧还有胸导管），上方有臂丛。臂丛麻醉、颈根部手术及针灸时，应熟练掌握胸膜顶和肺尖的位置及毗邻结构，避免引起气胸。

2. 锁骨下动脉　左侧起自主动脉弓，右侧起自头臂干，两者呈弓形越过胸膜顶的前方，穿斜角肌间隙至第 1 肋外缘，移行为腋动脉。以前斜角肌为界，将该动脉分为 3 段，第 1 段动脉的分支有椎动脉、胸廓内动脉、甲状颈干和肋颈干，第 3 段有时发出颈横动脉或肩胛上动脉。

3. 锁骨下静脉　在第 1 肋外缘续于腋静脉，在锁骨后方、前斜角肌止点前方，向内侧与颈内静脉汇合成头臂静脉，汇合处为静脉角。该静脉壁与第 1 肋、锁骨下肌和前斜角肌的筋膜相愈着，故此处管壁破裂后易导致气栓。

4. 胸导管与右淋巴导管　胸导管沿食管左侧出胸腔上口至颈部，平第 7 颈椎高度，弯向下内注入左静脉角。右淋巴导管为一短干，注入右静脉角。

5. 迷走神经　在颈根部，于颈总动脉和颈内静脉之间下行入胸腔。

6. 膈神经　发自颈丛，由第 3～5 颈神经前支组成，位于前斜角肌前面，椎前筋膜深面；在胸膜顶前内侧、迷走神经外侧，穿锁骨下动静脉之间进入胸腔。

7. 椎动脉三角 triangle of vertebral artery　是指前斜角肌、颈长肌外侧缘和锁骨下动脉第 1 段围成的三角形区域，尖为第 6 颈椎横突前结节。该三角内主要有椎动静脉、甲状颈干、甲状腺下动脉、交感干及颈胸神经节等。

第三节　颈部腧穴解剖结构

一、廉泉 CV23

【所属经脉】任脉

【体表定位】在颈前区，喉结上方，舌骨上缘凹陷中，前正中线上。

【操作方法】向上斜刺 0.5～0.8 寸。

【临床主治】舌下肿痛，咽喉肿痛，舌缓流涎，舌干口燥，口舌生疮，中风失语，暴喑，梅核气，瘿气。

【进针层次】图 2-1。

图 2-1 廉泉穴的断面解剖（水平切面）

1. 皮肤 有颈横神经分布。该神经为颈丛的皮支之一。

2. 皮下组织 内有颈横神经的分支、颈阔肌、颈前静脉和颏下淋巴结等。颈前静脉为颈外静脉的属支，颏下淋巴结位于颏下三角。

3. 左右二腹肌前腹之间 二腹肌位于下颌体的下方，由前腹和后腹组成。前腹起自下颌骨的二腹肌窝，移行于中间腱，固定于舌骨体和舌骨大角的分界处；后腹止于颞骨乳突切迹。前腹由三叉神经支配，后腹由面神经支配。

4. 下颌舌骨肌 位于下颌体内侧，下颌骨与舌骨之间。该肌起自下颌骨内面的颌舌线，肌束斜向后内下方，止于舌骨体，由三叉神经支配。

5. 颏舌骨肌 位于下颌舌骨肌的上方，正中线的两侧，舌的下方。该肌起自下颌骨的颏棘，止于舌骨体，由舌下神经支配。

6. 颏舌肌 位于颏舌骨肌的上方，为舌外肌之一。该肌起自下颌骨的颏棘，肌束呈扇形向后上方分散，止于舌正中线两侧，由舌下神经支配。

二、翳风 TE17

【所属经脉】手少阳三焦经。

【体表定位】在颈部，耳垂后方，当乳突与下颌角之间的凹陷中。

【操作方法】直刺 0.8～1.2 寸。

【临床主治】耳鸣，耳聋，聤耳，口眼㖞斜，口噤，齿痛，颊肿，瘰疬，疟腮。

【进针层次】图 2-2。

1. 皮肤 有耳大神经分布。该神经为颈丛的皮支之一。

2. 皮下组织 内有耳大神经的分支、耳后动脉的分支、耳后静脉的属支。耳后动脉为颈外动脉的分支，耳后静脉为颈外静脉的属支。

3. 腮腺 详见"下关"穴。

4. 面神经 自茎乳孔出颅，向前进入腮腺，先分为上下两干，然后再分支并相互交织成丛，最后呈扇形分出颞支、颧支、颊支、下颌缘支和颈支，由腮腺上缘、前缘和下端穿出。

下载 医开讲APP
扫描图片体验AR

咽缩肌
寰椎前弓
枢椎齿突
交感神经节
舌咽神经
迷走神经
副神经
脊髓
椎动脉

咬肌
下颌支
颈内动脉
茎突咽肌
舌下神经、颈内静脉
4. 面神经
下颌后静脉、颈外动脉
翳风（手少阳三焦经）
3. 腮腺
2. 皮下组织
1. 皮肤

图 2-2　翳风穴的断面解剖（右侧，水平切面）

【毗邻结构】

1. 前方 耳垂和下颌支后缘。

2. 后方 由浅入深的结构依次有胸锁乳突肌、头夹肌、头最长肌和二腹肌后腹。

3. 深面 偏前方有颈外动脉、颈内动脉、颈内静脉、舌下神经、副神经、迷走神经和舌咽神经等，偏后方有椎动脉。

【针刺意外与预防】颈外动脉、颈内动脉、颈内静脉和椎动脉均位于该穴的深面。若针刺过深且偏向前方，有可能刺中颈内外动脉及颈内静脉；若针刺过深且偏向后方，有可能刺中椎动脉。若针刺时针尖有搏动感，应立即退针，并加压数分钟，切忌继续深刺及提插捻转，以免损伤血管。因此，该穴不宜深刺。

三、人迎 ST9

【所属经脉】足阳明胃经。

【体表定位】在颈前区，平喉结，胸锁乳突肌前缘，颈总动脉搏动处。

【操作方法】避开颈总动脉，直刺 0.3 ～ 0.8 寸。

【临床主治】咽喉肿痛，胸满喘息，瘰疬，瘿气，头痛，眩晕。

【进针层次】图 2-3。

1. 皮肤 由颈横神经分布。

2. 皮下组织 内有颈横神经的分支和颈阔肌。

3. 颈筋膜浅层 又称封套筋膜，为包绕胸锁乳突肌和斜方肌周围的深筋膜。

4. 咽缩肌 主要附着于甲状软骨，参与构成咽后壁的肌层，由迷走神经咽支和舌咽神经支配。

【毗邻结构】

1. 胸锁乳突肌与肩胛舌骨肌上腹 分别位于进针部位的后外侧和前内侧。

图 2-3   人迎穴的断面解剖（水平切面）

2. 颈动脉鞘   是由颈部深筋膜形成的包裹颈部大血管、神经的结缔组织鞘。该鞘在进针部位的后外侧，恰巧被胸锁乳突肌掩盖。鞘内有颈内动脉、颈总动脉、颈内静脉及迷走神经，它们的排列方式为：颈内动脉和颈总动脉位于前内侧、颈内静脉在后外侧、迷走神经在两者的后方。

3. 颈动脉鞘深部的结构   包括交感干、颈深部肌、椎动脉、第 4 颈椎等结构。

【针刺意外与预防】若针刺偏外侧，可能刺中颈总动脉，且有明显的搏动感，此时应立即退针。若进针过于偏外侧，则可刺中颈内静脉，进而可刺中迷走神经；若提插捻转手法过重，或电针时电流过大、频率过快，均可引起患者心悸、胸闷、面色苍白等迷走神经反应，应立即退针，否则后果严重，甚至危及生命。因此，进针不可偏外侧、过深以及手法过重。

四、扶突 LI18

【所属经脉】手阳明大肠经。

【体表定位】在胸锁乳突肌区，平喉结，胸锁乳突肌前后缘中间。

【操作方法】直刺 0.5 ～ 0.8 寸。

【临床主治】瘿气，暴喑，咽喉肿痛，瘰疬，咳嗽，气喘。

【进针层次】图 2-4。

1. 皮肤   有颈横神经分布。

2. 皮下组织   内有颈横神经的分支、面神经颈支和颈阔肌。

3. 胸锁乳突肌   是位于颈部两侧的浅层肌。该肌起自胸骨柄前面和锁骨内侧 1/3 上缘，肌束斜向后上方，止于颞骨乳突及上项线外侧 1/3，由副神经支配。

4. 颈动脉鞘后缘   颈动脉鞘详见"人迎"穴。

【针刺意外与预防】若向前内斜刺过深，易伤及颈内静脉、颈总动脉或迷走神经。若能刺中颈总动脉，且有明显的搏动感，应立即退针。若刺中迷走神经，加上提插捻转手法过重，或电针时电流过大、频率过快，均可引起患者心悸、胸闷、面色苍白等迷走神经反应，应立即退针，否则后果严重，甚至危及生命。因此，进针不可向内侧斜刺过深。

图 2-4　扶突、天窗穴的断面解剖（右侧，水平切面）

五、缺盆 ST12

【所属经脉】足阳明胃经。

【体表定位】在颈外侧区，锁骨上大窝，锁骨上缘凹陷中，前正中线旁开4寸。

【操作方法】直刺或向后平刺0.3～0.5寸。

【临床主治】咳嗽，气喘，缺盆中痛，咽喉肿痛，瘰疬，颈肿。

【进针层次】图2-5。

1. 皮肤　有锁骨上神经分布。该神经为颈丛的皮支之一。

2. 皮下组织　内有锁骨上神经的分支和颈阔肌。

3. 锁骨与肩胛舌骨肌下腹之间　锁骨位于进针部位的前方，肩胛舌骨肌下腹位于进针部位的后方。肩胛舌骨肌位于颈阔肌的深面，被中间腱分为上下腹，下腹起自肩胛骨上缘和肩胛上横韧带，向上移行于中间腱，上腹起自中间腱斜向内上方，止于舌骨体外侧半，由颈襻的分支支配。

4. 臂丛　由第5～8颈神经前支和第1胸神经前支的大部分组成，经斜角肌间隙、锁骨下动脉后上方进入锁骨上三角，再经锁骨中份的后下方进入腋窝，围绕腋动脉形成内侧束、外侧束和后束。

【针刺意外与预防】若向下深刺，针尖可穿过前锯肌、第1肋间肌、壁胸膜进入胸膜腔，进而可刺中肺，引起气胸；若患者出现胸痛、胸闷、心悸等症状，应按气胸常规处理。因此，该穴不可深刺，以防引起气胸。

1.皮肤
斜方肌
2.皮下组织
缺盆（足阳明胃经）
3.肩胛舌骨肌下腹
胸肩峰动脉肩峰支
4.臂丛
3.锁骨
锁骨下肌
前锯肌
气户（足阳明胃经）
锁骨下动静脉
胸大肌
库房（足阳明胃经）
肋间肌
胸小肌
第2肋
屋翳（足阳明胃经）
左肺上叶、胸膜腔
脏胸膜
肋间肌
肋胸膜

图 2-5　缺盆、气户、库房、屋翳穴的断面解剖（左侧，矢状切面）

六、天突 CV22

【所属经脉】任脉。

【体表定位】在颈前区，胸骨上窝中央，前正中线上。

【操作方法】先直刺 0.2 寸，然后沿胸骨柄后缘与气管前缘缓慢向下刺入 0.5 ～ 1 寸。

【临床主治】咳嗽，哮喘，咳唾脓血，暴喑，咽喉肿痛，噎膈，瘿气，梅核气。

【进针层次】图 2-6、图 2-7。

1.皮肤　有颈横神经分布。

2.皮下组织　内有颈横神经的分支和颈静脉弓。

3.左右胸锁乳突肌之间　胸锁乳突肌详见"扶突"穴。

4.颈静脉切迹上方　颈静脉切迹为胸骨柄上缘中份的切迹。

5.左右胸骨甲状肌之间　胸骨甲状肌位于胸骨舌骨肌的深面，起自胸骨柄和第 1 肋后面，肌束斜向上外，止于甲状软骨板斜线，由颈襻的分支支配。

6.气管前间隙　位于舌骨下肌群与气管颈部之间的间隙，由疏松结缔组织填充。针尖达此层时，针感空松。若浅刺时，直刺至此，即可停止进针。若深刺时，由此处变换进针方向向下，即沿胸骨柄后缘与气管前缘缓慢向下刺入，针尖沿此间隙经胸廓上口向下达上纵隔的疏松结缔组织及胸腺内，故针感空松。

NOTE

图 2-6 天突穴的断面解剖（水平切面）

图 2-7 天突、璇玑、华盖穴的断面解剖（正中矢状切面）

【针刺意外与预防】

1. 刺中气管软骨或气管软骨环之间的韧带 直刺超过 0.5 寸以上，则可刺中该穴深面的气管软骨环或气管软骨环之间的韧带。刺中气管软骨，针感坚韧不易刺穿，应略退针。刺入软骨环之间的韧带，若进入气管腔内，患者觉喉中作痒，引起剧烈咳嗽，针体随咳嗽动作剧烈颤动，此时应立即退针，让患者休息片刻，通常不致有严重后果。

2.刺中主动脉弓、头臂干和左颈总动脉　主动脉弓及其分支位于气管前方及两侧，主动脉弓的最高点可到达胸骨柄之中点或略高。若贴近气管深刺时，针尖偏后方易刺中主动脉弓，针尖偏向两侧易刺中左颈总动脉或头臂干。故针刺时，不可深刺，若针感搏动十分明显，应立即退针，以防损伤血管。

3.刺中胸膜前界和肺前缘　两侧胸膜前界，自胸锁关节起即斜向内侧，至胸骨角水平即相互靠拢，然后几乎垂直向下。两肺前缘的体表投影与此相一致。若针刺过深且达到胸骨角水平时，则易刺中胸膜前界和肺前缘，引起气胸。

第三章　胸部腧穴解剖

第一节　胸部概述

胸部 thorax 为躯干的上半部分，位于颈部与腹部之间，其上部两侧与上肢相连。胸部由胸壁、胸腔和胸腔脏器组成。胸廓是胸部的支架，由 1 块胸骨、12 对肋和 12 块胸椎借胸椎间盘、关节、韧带连结而成。各肋之间为肋间隙，其中填充有肋间组织。胸廓外面被以皮肤和肌肉，内面衬以胸内筋膜，共同构成胸壁，并参与呼吸运动。胸廓和膈围成的腔隙称为胸腔，内有呼吸系统和循环系统的主要器官，向上经胸廓上口与颈部相通，向下借膈与腹腔分隔。

一、境界与分区

（一）境界

胸壁的上界以胸骨颈静脉切迹、胸锁关节、锁骨上缘、肩峰至第 7 颈椎棘突的连线与颈部分界，下界以剑胸结合、肋弓、第 11 肋前端、第 12 肋下缘至第 12 胸椎的连线与腹壁分界，两侧上部以三角肌前后缘与上肢分界。由于膈穹窿突向胸腔，使胸腔的范围与胸壁的下界不完全一致，腹腔上部的某些脏器随膈的膨隆而突向上，表面被胸壁下部所遮盖而受到保护，如肝、脾等。当胸部下份外伤时，除胸壁损伤外，可能累及其深面的腹腔脏器。胸膜顶、肺尖和小儿胸腺向上突入颈根部，故在颈根部针灸、手术和臂丛麻醉时，应注意保护这些结构和器官，以免造成气胸。

（二）分区

1. 胸壁　可分为胸前区、胸外侧区和胸背区。胸前区位于前正中线与腋前线之间；胸外侧区位于腋前线与腋后线之间；胸背区位于腋后线与后正中线之间，是脊柱区的一部分。

2. 胸腔　分为中部和左右部。中部被纵隔所占据，左右部容纳肺和胸膜。

二、表面解剖

（一）体表标志

1. 锁骨 clavicle　全长在皮下均可触及。锁骨中外 1/3 交界处的下方为**锁骨下窝**，其深面有腋血管和臂丛通过。

2. 喙突 coracoid process　位于锁骨下窝内，当锁骨下方一横指处，向后深按可摸到喙突。

3. 颈静脉切迹 jugular notch　为胸骨柄上缘的切迹，男性平第 2 胸椎体下缘，女性平第 3 胸椎体下缘。临床上常以此切迹检查气管是否偏移。

4. 胸骨角 sternal angle　后方平对第 4 胸椎体下缘，两侧接第 2 肋软骨。胸骨角平面约平对主动脉弓起止端、气管杈、左主支气管与食管交叉处。

NOTE

5. 剑突 xiphoid process　为胸骨体下方一薄骨片，幼年时为软骨，老年后才完全骨化。剑突与胸骨体相接处称为**剑胸结合**，此处平对第9胸椎。剑胸结合处为针灸"中庭"穴所在的位置，剑突下端为针灸"鸠尾"穴所在的位置。

6. 肋 ribs 和肋弓 costal arch　肋共12对，由肋骨和肋软骨构成。除第1肋位于锁骨后方不易触及外，其余各肋及肋间隙在胸壁均可摸到。第1～7肋骨借肋软骨直接与胸骨相连；第8～10肋软骨不直接连于胸骨，而是依次连于上一肋软骨，形成肋弓，是肝和脾的触诊标志，其最低点即第10肋的最低处向后约平对第2、第3腰椎之间。两侧肋弓在前正中线相交会，两者之间的夹角称为**胸骨下角**，为70°～110°。一侧肋弓与剑突之间的夹角称为**剑肋角**，左剑肋角为心包穿刺常用的进针部位之一。第11、第12肋前端游离于腹壁肌之中，故又称浮肋。第12肋在背部下方可触及，为背部和腰部的分界标志。第11肋前端为针灸"章门"穴所在的位置，第12肋前端为针灸"京门"穴所在的位置。

7. 胸大肌 pectoralis major　为胸前部的肌性隆起。肌肉发达者，其轮廓明显可见。

8. 乳头 mammary papilla　男性乳头位于锁骨中线与第4肋间隙相交处，为针灸取穴的重要标志；女性乳头略低，偏外下方。男性两乳头连线的中点为针灸"膻中"穴所在的位置，乳头为针灸"乳中"穴所在的位置。

9. 心尖搏动点　位于左侧第5肋间隙，锁骨中线内侧1～2cm处，或距前正中线7～9cm处，为心脏体表投影的左下点。

10. 前锯肌 serratus anterior　做上肢前推动作时，在胸侧壁上可见到前锯肌下部肌齿，肌肉发达者比较明显。与前锯肌下部肌齿交错处为腹外斜肌的附着部。

（二）体表投影

1. 肺前缘和胸膜前界　肺前缘几乎与胸膜前界一致，自锁骨内侧1/3上方2～3cm处向下经胸锁关节后面，至第2胸肋关节高度两侧靠拢，继而垂直向下。左侧至第4胸肋关节高度斜向外下，至胸骨体外侧2～2.5cm下行，达第6肋软骨中点处移行为下界。右侧至第6胸肋关节高度移行为下界，跨过右剑肋角者约占1/3，因此心包穿刺以左剑肋角较安全。两侧胸膜前界在第2～4胸肋关节高度靠拢，有时可相互重叠，出现率约26%，老年人可达39.5%。前界一般可分上段和下段，形成上、下两个三角形无胸膜区。上区称为胸腺区，内有胸腺；下区称为心包区，内有心包和心。

2. 肺下缘和胸膜下界　肺下缘即肺下界，高出胸膜下界约2个肋或2个胸椎的高度。平静呼吸时，肺下界在锁骨中线、腋中线和肩胛线分别与第6、第8、第10肋相交，在后正中线处平第10胸椎棘突。小儿肺下界比成人约高1个肋。胸膜下界左侧起自第6肋软骨中点处，右侧起自第6胸肋关节后方，两侧均斜向外下方。在锁骨中线、腋中线和肩胛线分别与第8、第10、第11肋相交，在后正中线平第12胸椎棘突。右侧胸膜下界一般比左侧稍高。

3. 心的体表投影　心在胸前壁的投影可以用四点及其连线来确定，即左上点在左第2肋软骨下缘，胸骨左侧缘外侧1.2cm；右上点在右第3肋软骨上缘，胸骨右侧缘外侧1cm；右下点位于右第6胸肋关节处；左下点即心尖点，在左侧第5肋间隙距前正中线7～9cm或锁骨中线内侧1～2cm。左上点与右上点的连线为心的上界，左下点与右下点的连线为心的下界，<u>左上点与左下点向左微凸的弧线为心的左界，右上点与右下点向右微凸的弧线为心的右界</u>。

第二节　胸部应用解剖

一、胸壁

胸壁由皮肤、浅筋膜、深筋膜、胸廓外肌层、胸廓、肋间肌和胸内筋膜等构成。

（一）胸壁浅层结构

1. 皮肤　胸前外侧壁的皮肤较薄，其中锁骨下窝、胸骨处和乳头区最薄，除胸骨表面的皮肤外，其余部分均有较大的活动性。

2. 浅筋膜　胸前外侧壁的浅筋膜与颈部、腹部及上肢的浅筋膜相延续，各部厚薄与个体发育和营养等因素有关，胸骨前面较薄，其余部分较厚。浅筋膜内含有脂肪组织、胸廓内动脉和肋间后动脉的穿支、胸腹壁静脉、肋间神经的前皮支和外侧皮支、淋巴结和乳房等。

（二）胸壁深层结构

1. 深筋膜　位于浅筋膜的深面，根据其位置，分为浅深两层。浅层较为薄弱，位于胸大肌和前锯肌的表面，向上附着于锁骨，向下续于腹外斜肌表面的深筋膜，向内侧附着于胸骨表面，并与胸骨骨膜相连，向后与背部深筋膜相续。深层贴于胸大肌深面，向上附着于锁骨，向下包绕锁骨下肌和胸小肌。位于喙突、锁骨下肌和胸小肌上缘之间的深筋膜称为**锁胸筋膜 clavipectoral fascia**。胸肩峰动脉的分支和胸外侧神经穿出该筋膜至胸大肌，头静脉和淋巴管穿过该筋膜进入腋窝，分别注入腋静脉和腋淋巴结。

2. 肌层　由胸上肢肌和部分腹肌组成。胸上肢肌均起自胸廓外面，止于上肢带骨或肱骨，主要有胸大肌、胸小肌、锁骨下肌和前锯肌。在胸廓的下部有腹肌覆盖。

3. 肋间隙　内有筋膜、肋间肌、血管和神经等结构。

4. 胸内筋膜　是一层致密的结缔组织膜，衬于胸骨、肋和肋间肌的内面，向上覆于胸膜顶的上面，向下覆于膈的上面。此筋膜厚薄不匀，在胸骨、肋和肋间肌内面的部分较厚，脊柱两侧较薄。

5. 壁胸膜　位于胸壁最内面的一层，是被覆于胸腔各壁内面的一层浆膜，依其被覆的部位不同分为肋胸膜、膈胸膜、纵隔胸膜和胸膜顶四部。胸膜顶高出锁骨内侧 1/3 上缘 2～3cm，胸内筋膜与壁胸膜之间有疏松结缔组织，脊柱两旁较发达，两层膜易于分离。

二、胸膜与胸膜腔

（一）胸膜

胸膜 pleura 为一层浆膜，可分为脏壁两层。**脏胸膜**被覆于肺表面，也称肺胸膜，与肺紧密结合，并伸入叶间裂内。**壁胸膜**衬于胸内筋膜内面、膈的上面和纵隔两侧，并突至颈根部。

（二）胸膜腔

脏胸膜、壁胸膜在肺根处相互移行，在胸腔两肺周围各形成一个完全封闭、互不相通的潜在性腔隙，称为**胸膜腔 pleural cavity**，正常时为负压，脏、壁两层胸膜紧密相贴，其中有少量浆液，可减少呼吸时两层之间的摩擦。

壁胸膜各部相互转折处，即使在深吸气时，肺缘也不能伸入其间，这些部位的间隙称为**胸膜隐窝**，它们是胸膜腔的一部分。**肋膈隐窝 costodiaphragmatic recess** 位于肋胸膜与膈胸膜的转折处，呈半环形，为胸膜腔的最低部位。胸膜腔积液首先积聚于此，为临床穿刺或引流部位。

第三节　胸部腧穴解剖结构

一、中府 LU1

【所属经脉】手太阴肺经。

【体表定位】在胸部，平第 1 肋间隙，锁骨下窝外侧，前正中线旁开 6 寸。

【操作方法】向外侧斜刺或平刺 0.5 ～ 0.8 寸。

【临床主治】咳嗽，气喘，胸痛，胸中烦满，肩背痛。

【进针层次】图 3-1。

图 3-1　中府穴的断面解剖（右侧，水平切面）

下载 医开讲APP
扫描图片体验AR

1. 皮肤　有锁骨上神经分布。

2. 皮下组织　内有锁骨上神经的分支。

3. 三角肌和头静脉　两者均位于进针部位的外侧。三角肌是位于肩部的浅层肌，起自锁骨外侧 1/3、肩峰和肩胛冈，肌束逐渐向外下方集中，止于肱骨体外侧面的三角肌粗隆，由腋神经支配。头静脉是腋静脉的属支，位于三角肌胸大肌间沟内。

4. 胸大肌　是位于胸廓前上部的浅层肌。该肌起自锁骨内侧半、胸骨柄、胸骨体前面以及第 1 ～ 6 肋软骨前面，各部肌束向外侧集中，在三角肌前缘及肱二头肌长头之间，以扁腱止于肱骨大结节嵴，由胸内外侧神经支配。

5. 胸小肌　位于胸大肌的深面。该肌起自第 3 ～ 5 肋骨的外面（靠近肋软骨与肋骨结合处），肌束向外上方，居于喙肱肌的内侧，止于肩胛骨喙突，由胸内侧神经支配。

【毗邻结构】

1. 外侧和内侧　该穴的深面外侧有喙肱肌和肱二头肌短头，深面内侧由浅入深依次为肋间外肌、肋间内肌（肋间血管和神经）、肋间最内肌、胸内筋膜、肋胸膜、胸膜腔、脏胸膜、左肺上叶或右肺上叶。

2. 上方和下方　该穴的深面上方为第 1 肋骨，深面下方为第 2 肋骨。当针刺中肋骨时，有坚硬感。

【针刺意外与预防】若向内侧针刺过深，针尖可依次通过肋间外肌、肋间内肌、肋间最内肌、胸内筋膜、肋胸膜进入胸膜腔，进而可刺中左肺上叶或右肺上叶，引起气胸；若深刺再加提插、捻转，气胸更为严重。故该穴不可向内侧深刺，以免伤及胸膜和肺，引起气胸。

二、俞府 KI27

【所属经脉】足少阴肾经。

【体表定位】在胸部，锁骨下缘，前正中线旁开 2 寸。

【操作方法】斜刺或平刺 0.5 ～ 0.8 寸。

【临床主治】咳嗽，气喘，胸痛，呕吐。

【进针层次】图 3-2。

图 3-2　俞府、彧中穴的断面解剖（右侧，矢状切面）

1. 皮肤　有锁骨上神经分布。

2. 皮下组织　内有锁骨上神经的分支。

3. 胸大肌　详见"中府"穴。

4. 锁骨与第 1 肋之间　锁骨位于进针部位的上方，第 1 肋位于进针部位的下方。该穴的深面由浅入深依次有胸内筋膜、肋胸膜、胸膜腔、肺等结构。

【针刺意外与预防】若直刺过深，针尖可刺中锁骨下静脉引起出血，或依次通过胸内筋膜、肋胸膜进入胸膜腔，进而可刺中左肺上叶或右肺上叶，引起气胸；若深刺再加提插、捻转，气胸更为严重。若针刺左侧俞府穴 1.5 寸以上时，针尖可刺中左锁骨下动脉和主动脉弓，引起严重出血，后果甚为严重。

三、天池 PC1

【所属经脉】手厥阴心包经。

【体表定位】在胸部，第 4 肋间隙，前正中线旁开 5 寸。

【操作方法】斜刺或平刺 0.5～0.8 寸。

【临床主治】咳嗽，气喘，胸闷，胸痛，痰多，乳痈，乳少，瘰疬。

【进针层次】图 3-3。

图 3-3　天池穴的断面解剖（右侧，水平切面）

1. 皮肤　有第 4 肋间神经外侧皮支分布。

2. 皮下组织　内有第 4 肋间神经外侧皮支和胸腹壁静脉的属支。胸腹壁静脉注入胸外侧静脉。

3. 胸大肌　详见"中府"穴。

4. 胸小肌　详见"中府"穴。

该穴的深面由浅入深依次有肋间外肌、肋间内肌（肋间血管和神经）、肋间最内肌、胸内筋膜、肋胸膜、胸膜腔、肺等结构。

【针刺意外与预防】若直刺过深，针尖可依次通过肋间外肌、肋间内肌、肋间最内肌、胸内筋膜、肋胸膜进入胸膜腔，进而可刺中肺，引起气胸；若深刺再加提插、捻转，气胸更为严重。若左侧天池穴直刺过深时，针尖通过肋间隙可刺入心脏，后果甚为严重。

四、大包 SP21

【所属经脉】足太阴脾经。

【体表定位】在胸外侧区，第6肋间隙，腋中线上。

【操作方法】平刺 0.5 ～ 0.8 寸。

【临床主治】咳嗽，气喘，胸闷，肋肋痛，胸胁胀满，全身疼痛，四肢无力。

【进针层次】图 3-4。

图 3-4　大包穴的断面解剖（右侧，水平切面）

1. 皮肤　有第6肋间神经外侧皮支分布。

2. 皮下组织　内有第6肋间神经外侧皮支、胸长神经、胸外侧动脉的分支和胸外侧静脉的属支。胸外侧动脉是腋动脉的分支，胸外侧静脉注入腋静脉。

3. 前锯肌　位于胸廓外侧面，为一宽大的扁肌。该肌起自上 8 ～ 9 个肋骨外面，肌纤维斜向内后上方，止于肩胛骨内侧缘及其下角内面，由胸长神经支配。

该穴的深面由浅入深依次有肋间外肌、肋间内肌（肋间血管和神经）、胸内筋膜、肋胸膜、胸膜腔、肺等结构。

【针刺意外与预防】若直刺过深，针尖可依次通过肋间外肌、肋间内肌、肋间最内肌、胸内筋膜、肋胸膜进入胸膜腔，进而可刺中肺，引起气胸；若深刺再加提插、捻转，气胸更为严重。

五、膻中 CV17

【所属经脉】任脉。

【体表定位】在胸部，平第4肋间隙，前正中线上。

【操作方法】平刺 0.3 ～ 0.5 寸。

【临床主治】胸闷，气短，咳喘，胸痛，心悸，心烦，呕吐，乳少，乳痈，噎膈。

【进针层次】图 3-5。

下载 医开讲APP
扫描图片体验AR

图 3-5　膻中穴的断面解剖（水平切面）

1. 皮肤　有第 4 肋间神经前皮支分布。

2. 皮下组织　内有上述皮神经的分支和胸廓内动静脉的穿支。胸廓内动脉是锁骨下动脉的分支，胸廓内静脉注入头臂静脉。

3. 左右胸大肌之间　胸大肌详见"中府"穴。

该穴的深面为胸骨体。

六、期门 LR14

【所属经脉】足厥阴肝经。

【体表定位】在胸部，第 6 肋间隙，前正中线旁开 4 寸。

【操作方法】平刺或斜刺 0.5 ～ 0.8 寸。

【临床主治】胸胁胀痛，乳痛，呕吐，吞酸，呃逆，腹胀，腹泻，疟疾，咳嗽，气喘。

【进针层次】图 3-6、图 3-7。

图 3-6　期门、日月、腹哀穴的断面解剖（右侧，矢状切面）

图 3-7　期门、日月、腹哀穴的断面解剖（左侧，矢状切面）

1. 皮肤　有第 6 肋间神经外侧皮支分布。

2. 皮下组织　内有第 6 肋间神经外侧皮支和胸腹壁静脉的属支。

3. 腹外斜肌　是位于胸下部和腹外侧部的浅层肌，外半部是肌腹，内半部为腱膜。该肌以 8 个肌齿起自第 5～12 肋骨的外面，与前锯肌的肌齿交错，肌束斜向前下，后下部肌束向下止于髂嵴前部的外唇和腹股沟韧带，前上部肌束向前下方移行为腱膜，参与构成腹直肌鞘前层，止于白线，由下 6 对胸神经前支支配。

该穴的深面由浅入深依次有肋间外肌、肋间内肌（肋间血管和神经）、肋间最内肌、胸内筋膜、肋胸膜、肋膈隐窝、膈胸膜、膈、壁腹膜、腹膜腔、肝或胃等结构。

【针刺意外与预防】若直刺过深，针尖可通过肋间外肌、肋间内肌、肋间最内肌、胸内筋膜、肋胸膜，刺入肋膈隐窝引起气胸。若继续深刺，针尖还可通过膈胸膜、膈、壁腹膜进入腹膜腔，进而可刺中肝（右期门穴）或胃（左期门穴）；若大幅度提插、捻转，可引起肝出血或急腹症，后果严重。

七、日月　GB24

【所属经脉】足少阳胆经。

【体表定位】在胸部，第 7 肋间隙，前正中线旁开 4 寸。

【操作方法】平刺或斜刺 0.5～0.8 寸。

【临床主治】胁肋疼痛，呕吐，吞酸，黄疸，胃脘痛。

【进针层次】图 3-6、图 3-7。

1. 皮肤　有第 7 肋间神经外侧皮支分布。

2. 皮下组织　内有第 7 肋间神经外侧皮支和胸腹壁静脉的属支。

3. 腹外斜肌　详见"期门"穴。

该穴的深面由浅入深依次有肋间外肌、肋间内肌（肋间血管和神经）、肋间最内肌、壁腹膜、腹膜腔、肝或横结肠等结构。

【针刺意外与预防】若直刺过深，针尖可通过肋间外肌、肋间内肌、肋间最内肌、壁腹膜进入腹膜腔，进而可刺中肝（右期门穴）或横结肠（左期门穴）；若大幅度提插、捻转，可引起肝出血或急腹症，后果严重。

第四章　腹部腧穴解剖

第一节　腹部概述

腹部 abdomen 是躯干的一部分，位于胸部和盆部之间，包括腹壁、腹腔及其内容物等。腹部除后方以脊柱为支架外，前面和外侧面均由肌肉和筋膜组成，故在腹内压增高时，如妊娠、腹水和肿瘤等，其容积能明显增大。

一、境界与分区

（一）境界

腹壁的上界为胸廓下口，即剑突、肋弓、第 11 肋前端、第 12 肋下缘至第 12 胸椎棘突的连线，下界为耻骨联合上缘、耻骨嵴、耻骨结节、腹股沟韧带、髂前上棘、髂嵴至第 5 腰椎棘突的连线。腹壁的两侧以腋后线的延长线为界，分为腹前外侧壁和腹后壁（腰部）。腹腔是由腹壁及膈所围成的内腔，其上界是膈穹窿，下界是骨盆上口。由于右侧和左侧的膈穹窿可分别高达第 4 和第 5 肋间隙水平，小肠等腹腔脏器也可突入盆腔，因此腹腔的实际范围比腹壁的体表境界要大。腹腔内有消化系统、泌尿系统和脾、肾上腺等脏器，以及血管、神经、淋巴管和淋巴结等，在大部分脏器的表面和腹壁的内面均覆盖有腹膜。

（二）分区

1.九分法　为了便于描述腹腔脏器的位置，通常用两条水平线和两条垂直线将腹部分为三部九区，即九分法（图 4-1）。上水平线是经过两侧肋弓最低点（相当于第 10 肋）的连线；下水平线是经过两侧髂结节的连线，这两条水平线将腹部分上腹部、中腹部和下腹部三部。两条垂直线为经过左右腹股沟韧带中点的垂线，这两条垂直线与上述两条水平线相交，将腹部分成九区，即上腹部的腹上区和左右季肋区，中腹部的脐区和左右腰区（腹外侧区），下腹部的耻区（腹下区）和左右腹股沟区（髂区）。

2.四分法　临床上较为常用，即通过脐的垂直线和水平线将腹部分为左上腹、右上腹、左下腹和右下腹四个区。

图 4-1   腹部的分区及主要脏器的体表投影

二、表面解剖

（一）体表标志

1. 髂嵴 iliac crest   为髂骨翼的上缘，位于皮下，全长均可触及。两侧髂嵴最高点的连线平对第 4 腰椎棘突，是计数椎骨的标志。

2. 髂前上棘 anterior superior iliac spine   位于髂嵴的前端，有腹股沟韧带附着。髂嵴和髂前上棘是骨髓穿刺的常用部位。

3. 髂结节 tubercle of iliac crest   位于髂前上棘后方 5 ～ 7cm 处，为髂嵴外唇向外的突起，是重要的体表标志。

4. 耻骨结节 pubic tubercle   为耻骨联合外上方的骨性隆起，距腹前正中线约 2.5cm。

5. 白线 linea alba   位于腹前正中线的深面，两侧腹直肌之间，是腹外侧壁三层阔肌的腱膜互相交织愈合而成的，附着于剑突与耻骨联合之间，在脐以上较宽，脐以下则不明显。

6. 脐 umbilicus   位于腹前正中线上，为胎儿脐带断落后留下的遗迹，约平第 3、第 4 腰椎之间。脐中央为针灸"神阙"穴所在的位置。

7. 半月线 linea semilunaris   又称腹直肌线，由腹直肌外侧缘形成，自第 9 肋软骨前端向下至耻骨结节，呈略凸向外侧的弧形线。右侧半月线与右肋弓的相交处，相当于胆囊底的体表投影。肥胖者此线不明显。

8. 腹直肌 rectus abdominis   位于腹前壁正中线两侧，被 3 ～ 4 条腱划分成多个肌腹。该肌收缩时，肌肉发达者可在脐以上见到明显的轮廓。

9. 腹外斜肌 obliquus externus abdominis　在腹外侧壁，以肌齿起自下数肋，其轮廓较为清楚。

10. 腹股沟 groin　位于髂前上棘与耻骨结节之间，是腹部和股前部在体表分界的浅沟，其深面有腹股沟韧带。

（二）腹腔脏器的体表投影

按照九分法，成年人腹腔内主要器官在腹前外侧壁的体表投影见图 4-1 和表 4-1。腹腔内脏器在腹前外侧壁的体表投影，会随着年龄、体型、体位、胃肠道的充盈状况和腹肌的紧张程度等而变化。矮胖者膈、肝、盲肠和阑尾等位置较高，胃趋于横位，瘦长者则相反。老年人因腹肌乏力、韧带松弛而常有内脏下垂。体位改变对腹腔内脏器的位置也有明显的影响：卧位时器官上移，膈升高，直立时则相反。因此，对腹腔内脏器的位置除掌握其一般规律外，还需充分了解其个体差异，方能做到正确诊断和处理腹腔内器官的疾病。

表 4-1　腹腔内主要器官在腹前外侧壁的投影

右季肋区	腹上区	左季肋区
右半肝大部分	右半肝小部分及左半肝大部分	左半肝小部分
胆囊一部分	胆囊一部分、胆总管、肝固有动脉、肝门静脉	胃底、胃体一部分
结肠右曲	胃贲门、胃体一部分、胃幽门部	脾
右肾上部	十二指肠大部分、胰头、胰体	胰尾
	两肾一部分、两侧肾上腺	结肠左曲
	腹主动脉、下腔静脉	左肾上部

右腰区	脐区	左腰区
升结肠	胃大弯（胃充盈时）、大网膜	降结肠
回肠一部分	横结肠	空肠一部分
右肾下部	左右输尿管	左肾下部
	十二指肠小部分	
	空肠、回肠大部分	
	腹主动脉、下腔静脉	

右腹股沟区	耻区	左腹股沟区
盲肠	回肠一部分	乙状结肠大部分
阑尾	膀胱（充盈时）	回肠一部分
回肠末端	子宫（妊娠期）	
	乙状结肠小部分	
	左右输尿管	

第二节　腹部应用解剖

一、腹壁

腹前外侧壁的厚薄因人而异，不同部位的层次和结构也有很大差异。一般由浅入深可分为六层：即皮肤、浅筋膜、肌层、腹横筋膜、腹膜外筋膜和壁腹膜。

（一）腹壁浅层结构

1. 皮肤　腹前外侧壁的皮肤较薄，富于弹性。除腹前正中线和腹股沟韧带等处外，其余与深部皮下组织连接均较为疏松，易于活动，伸展性较大。

2. 浅筋膜　腹前外侧壁的浅筋膜主要由脂肪组织和疏松结缔组织构成，与胸前外侧壁相比脂肪相对较厚，其厚薄因人的胖瘦而异。浅筋膜内有肋间后动脉、肋下动脉和腰动脉的分支，腹壁浅动脉和旋髂浅动脉，胸腹壁静脉、腹壁浅静脉和旋髂浅静脉，第 7～11 肋间神经、肋下神经和第 1 腰神经的前皮支和外侧皮支等。

（二）腹壁深层结构

1. 深筋膜和肌层　腹外侧壁的深筋膜共有四层，分隔腹外侧壁三层阔肌。腹前正中线两侧有腹直肌，该肌被腹直肌鞘所包裹。腹外侧壁三层阔肌由浅入深依次为腹外斜肌、腹内斜肌和腹横肌，它们的腱膜在腹直肌外侧缘移行为腹直肌鞘。

2. 血管和神经　腹壁深层结构的动脉主要有下 5 对肋间后动脉、肋下动脉、4 对腰动脉、腹壁上动脉、腹壁下动脉和旋髂深动脉，静脉与同名动脉伴行。神经主要为下 5 对肋间神经、肋下神经、髂腹下神经和髂腹股沟神经，均斜行于腹内斜肌和腹横肌之间，主要分布于腹前外侧壁肌、下腹部和会阴部的皮肤。

3. 腹横筋膜　是腹内筋膜的一部分。腹内筋膜是被覆于腹壁各部肌肉深面的一层筋膜，由于其被覆的部位不同而有不同的名称。其中位于腹横肌深面的部分称为**腹横筋膜**，位于膈下的部分称为**膈下筋膜**，位于腹后壁的部分称为**腰方肌筋膜**、**腰大肌筋膜**和**肾筋膜**，位于髂窝的部分称为**髂腰筋膜**，位于盆腔内的部分称为**盆筋膜**。由此可见，相邻各部的腹内筋膜是互相延续的。

4. 腹膜外筋膜　位于腹横筋膜与壁腹膜之间，为一层疏松结缔组织，含有脂肪，故又称为**腹膜下筋膜**或**腹膜外脂肪**。

5. 壁腹膜　为腹前外侧壁的最内层，向上移行于膈下腹膜，向下延续于盆腔的腹膜。

（三）腹股沟区

腹股沟区为腹前壁下部两侧的三角形区域，其内侧界为腹直肌外侧缘，下界为腹股沟韧带，上界为髂前上棘至腹直肌外侧缘的水平线。腹外斜肌在此区已移行为较薄的腱膜，腹内斜肌和腹横肌的下缘不能到达腹股沟韧带的内侧部，因而此区内侧部没有肌肉遮盖，男性的精索或女性的子宫圆韧带在此区走出腹前壁而形成潜在性裂隙，上述因素使得该区较为薄弱。此外，当人体站立时，腹股沟区所承受的压力比较高。由于以上解剖和生理特点，腹壁疝多发生于此区。

1. 腹股沟管 inguinal canal　位于腹股沟韧带内侧半的上方，是由外上斜向内下的肌肉筋膜裂隙。在成年人，腹股沟管长 4～5cm，有上、下、前、后 4 个壁及内、外 2 个口。该管的前壁为腹外斜肌腱膜，其外侧 1/3 部分有腹内斜肌起始部加强；后壁为腹横筋膜，其内侧 1/3 部分有腹股沟镰内侧部加强；上壁为腹内斜肌和腹横肌形成的弓状下缘；下壁为腹股沟韧带。内口为腹股沟管深环，位于腹股沟韧带中点上方一横指处，腹壁下动脉的外侧，是腹横筋膜向外突出形成的一个卵圆形孔；外口称为腹股沟管浅环，是腹外斜肌腱膜在耻骨结节外上方形成的一个三角形裂隙。男性腹股沟管内有精索、髂腹股沟神经和生殖股神经的生殖支通过，女性腹股沟管内有子宫圆韧带、髂腹股沟神经和生殖股神经的生殖支通过。

2. 腹股沟三角 inguinal triangle　又称**海氏三角**，其内侧界是腹直肌外侧缘，外侧界是腹壁下动脉，下界为腹股沟韧带内侧半。该三角浅表处为腹股沟管浅环，结构较为薄弱，如果腹内脏器从腹壁下动脉的内侧经腹股沟三角处突出，即不经过腹股沟管深环，称为**腹股沟直疝**。

如果腹内脏器从腹壁下动脉外侧的腹股沟管深环进入腹股沟管，可出浅环入阴囊，称为**腹股沟斜疝**。因此，腹壁下动脉可作为手术时鉴别腹股沟直疝与斜疝的标志。

二、腹膜与腹膜腔

腹膜 peritoneum 为覆盖在腹腔、盆腔脏器表面和腹壁、盆壁内面的一层光滑的浆膜，其中覆盖在腹盆腔脏器表面的腹膜称为**脏腹膜 visceral peritoneum**，覆盖在腹盆壁内面和膈下面的腹膜称为**壁腹膜 parietal peritoneum**。脏腹膜和壁腹膜之间相互延续和移行而围成的潜在性腔隙，称为**腹膜腔 peritoneal cavity**。男性腹膜腔是完全封闭的，与外界不相通。而女性腹膜腔则借输卵管腹腔口经输卵管、子宫、阴道与外界相通，因而临床上女性腹膜腔的感染多见。腹膜腔可分为大腹膜腔和小腹膜腔。小腹膜腔即网膜囊，位于胃和小网膜与腹后壁之间；大腹膜腔为网膜囊以外的腹膜腔，两者借网膜孔相通。

第三节　腹部腧穴解剖结构

一、章门 LR3

【所属经脉】足厥阴肝经。

【体表定位】在侧腹部，第 11 肋骨游离端的下际。

【操作方法】平刺或斜刺 0.5 ～ 0.8 寸。

【临床主治】腹痛，腹胀，肠鸣，腹泻，呕吐，便秘，神疲乏力，胁痛，黄疸，小儿疳疾，痞块。

【进针层次】图 4-2。

1. 皮肤　有第 10 肋间神经前皮支分布。

2. 皮下组织　内有第 10 肋间神经前皮支和胸腹壁静脉的属支。

3. 腹外斜肌　详见"期门"穴。

4. 腹内斜肌　位于腹外斜肌的深面。该肌起自胸腰筋膜、髂嵴前部和腹股沟韧带外侧 2/3，后部肌纤维斜向前上方，止于第 12、第 11、第 10 肋软骨和肋骨下缘；中部肌纤维水平向内移行为腱膜，止于白线；下部肌纤维斜向内下方移行于腱膜和形成腹股沟镰，腹股沟镰止于耻骨梳和耻骨结节附近。该肌由肋间神经、肋下神经、髂腹下神经和髂腹股沟神经支配。

5. 腹横肌　位于腹内斜肌的深面。该肌起自第 7 ～ 12 肋软骨内面、胸腰筋膜、髂嵴前部和腹股沟韧带外侧 1/3，肌纤维向内横行，移行为腱膜，止于白线，由肋间神经、肋下神经、髂腹下神经和髂腹股沟神经支配。

该穴的深面由浅入深依次有腹横筋膜、腹膜外筋膜、壁腹膜、腹膜腔、肝或空肠、回肠等结构。

【针刺意外与预防】若直刺过深，针尖可通过腹横筋膜、腹膜外筋膜、壁腹膜进入腹膜腔，进而可刺中肝（右章门穴）或空肠、回肠；若大幅度提插、捻转，可引起肝出血或急腹症，后果严重。

图 4-2   腹哀、章门、京门穴的断面解剖（水平切面）

二、京门 GB25

【所属经脉】足少阳胆经。

【体表定位】在上腹部，第 12 肋骨游离端的下际。

【操作方法】直刺 0.5 ～ 1 寸。

【临床主治】小便不利，水肿，腹胀，肠鸣，腹泻，腰痛，胁痛。

【进针层次】图 4-2。

1. 皮肤   有第 11 肋间神经前皮支分布。

2. 皮下组织   内有第 11 肋间神经前皮支和胸腹壁静脉的属支。

3. 腹外斜肌   详见"期门"穴。

4. 腹内斜肌   详见"章门"穴。

5. 腹横肌   详见"章门"穴。

该穴的深面由浅入深依次有腹横筋膜、腹膜外筋膜、壁腹膜、腹膜腔、肝或升结肠、降结肠等结构。

【针刺意外与预防】若直刺过深，针尖可通过腹横筋膜、腹膜外筋膜、壁腹膜进入腹膜腔，进而可刺中肝或升结肠（右章门穴）、降结肠（左章门穴）；若大幅度提插、捻转，可引起肝出血或急腹症，后果严重。

三、带脉 GB26

【所属经脉】足少阳胆经。

【体表定位】在侧腹部，第 11 肋骨游离端垂直线与脐水平线的交点上。

【操作方法】直刺 0.8 ～ 1.2 寸。

【临床主治】月经不调，带下，腰痛，胁痛，疝气。

【进针层次】图 4-3。

图 4-3　带脉、大横穴的断面解剖（水平切面）

1. 皮肤　有第 11 肋间神经分布。

2. 皮下组织　内有第 11 肋间神经的分支和胸腹壁静脉的属支。

3. 腹外斜肌　详见"期门"穴。

4. 腹内斜肌　详见"章门"穴。

5. 腹横肌　详见"章门"穴。

该穴的深面由浅入深依次有腹横筋膜、腹膜外筋膜、壁腹膜、腹膜腔、肝或升结肠、降结肠等结构。

【针刺意外与预防】若直刺过深，针尖可通过腹横筋膜、腹膜外筋膜、壁腹膜进入腹膜腔，进而可刺中肝或升结肠（右带脉穴）、降结肠（左带脉穴）；若大幅度提插、捻转，可引起急腹症，后果严重。

NOTE

四、鸠尾 CV15

【所属经脉】任脉。

【体表定位】在上腹部，剑胸结合下 1 寸，前正中线上。

【操作方法】向下斜刺 0.3 ～ 0.6 寸。

【临床主治】胸闷，心痛，心悸，胃痛，反胃，呕吐，噎膈，癫狂痫。

【进针层次】图 4-4。

图 4-4　鸠尾穴的断面解剖（水平切面）

1. 皮肤　有第 6 肋间神经前皮支分布。

2. 皮下组织　内有第 6 肋间神经前皮支和胸腹壁静脉的属支。

3. 白线　为两侧腹外斜肌、腹内斜肌和腹横肌的腱膜纤维在腹前正中线交织而成。若针偏向两侧，可刺入腹直肌鞘和腹直肌。

白线以深的结构由浅入深依次有剑突、膈、壁腹膜、腹膜腔、肝和胃。

【针刺意外与预防】若向下或两侧斜刺过深，针尖可越过剑突，通过腹直肌、壁腹膜而进入腹膜腔，进而可刺中肝或胃；若大幅度提插和捻转，可引起肝出血或急腹症，后果严重。若向上斜刺过深，针尖可穿过膈进入胸腔，再进入纵隔，刺中心包和心脏，轻者仅有心前区的疼痛，重者可有胸闷、心慌、心悸，甚至休克、心包腔出血和心脏骤停。若向左上或右上斜刺过深，针尖可刺入两肺的内下角，引起气胸。

五、中脘 CV12

【所属经脉】任脉。

【体表定位】在上腹部，脐中上 4 寸，前正中线上。

【操作方法】直刺 1 ～ 1.5 寸。

【临床主治】胃痛，腹痛，腹胀，呕吐，食不化，肠鸣，泄泻，便秘，咳喘痰多，失眠，癫痫。

【进针层次】图 4-5。

NOTE

图 4-5　中脘、阴都、梁门穴的断面解剖（水平切面）

1. 皮肤　有第 8 肋间神经前皮支分布。

2. 皮下组织　内有第 8 肋间神经前皮支和胸腹壁静脉的属支。

3. 白线　详见"鸠尾"穴。

白线以深的结构由浅入深依次有腹横筋膜、腹膜外筋膜、壁腹膜、腹膜腔、胃、横结肠等。

【针刺意外与预防】若直刺过深，针尖可通过腹横筋膜、腹膜外筋膜、壁腹膜而进入腹膜腔，可刺中胃、横结肠、肝或脾（肝脾肿大时）；若大幅度提插和捻转，可引起肝脾出血或急腹症，后果严重。

六、下脘 CV10

【所属经脉】任脉。

【体表定位】在上腹部，脐中上 2 寸，前正中线上。

【操作方法】直刺 1 ～ 2 寸。

【临床主治】腹胀，痞块，食不化，腹痛，呕吐，泄泻，虚肿，消瘦。

【进针层次】图 4-6。

1. 皮肤　有第 9 肋间神经前皮支分布。

2. 皮下组织　内有第 9 肋间神经前皮支和胸腹壁静脉的属支。

3. 白线　详见"鸠尾"穴。

白线以深的结构由浅入深依次有腹横筋膜、腹膜外筋膜、壁腹膜、腹膜腔、空肠或回肠、胃或横结肠等。

太乙（足阳明胃经）
下脘（任脉）
商曲（足少阴肾经）
太乙（足阳明胃经）
商曲
（足少阴肾经）
腹壁上动静脉
腹直肌
2. 皮下组织
1. 皮肤
腹外斜肌
小肠
腹内斜肌
腹外斜肌
腹横肌

图 4-6　下脘、商曲、太乙穴的断面解剖（水平切面）

【针刺意外与预防】若直刺过深，针尖可通过腹横筋膜、腹膜外筋膜、壁腹膜而进入腹膜腔，进而可刺中空肠或回肠、胃或横结肠；若大幅度提插和捻转，可引起急腹症，后果严重。

七、梁门 ST21

【所属经脉】足阳明胃经。

【体表定位】在上腹部，脐中上 4 寸，前正中线旁开 2 寸。

【操作方法】直刺 1 ～ 1.5 寸。

【临床主治】胃痛，呕吐，食欲不振，腹胀，泄泻。

【进针层次】图 4-5。

1. 皮肤　有第 8 肋间神经前皮支分布。

2. 皮下组织　内有第 8 肋间神经前皮支和胸腹壁静脉的属支。

3. 腹直肌鞘前层　腹直肌鞘为包裹腹直肌的鞘膜，分前后两层。前层由腹外斜肌腱膜和腹内斜肌腱膜前层组成，后层由腹内斜肌腱膜后层和腹横肌腱膜组成。

4. 腹直肌　位于腹前正中线两侧，居腹直肌鞘内。该肌起自耻骨联合与耻骨结节之间、耻骨联合前面，肌束向上止于胸骨剑突和第 5 ～ 7 肋软骨的前面，肌的全长被 3 ～ 4 条横行的腱划分成多个肌腹，腱划由结缔组织构成，与腹直肌鞘前层紧密结合，由第 6 ～ 11 肋间神经和肋下神经支配。

腹直肌鞘后层以深的结构由浅入深依次有腹横筋膜、腹膜外筋膜、壁腹膜、腹膜腔、空肠或回肠、胃或横结肠。

【针刺意外与预防】若直刺过深，针尖可通过腹直肌鞘后层、腹横筋膜、腹膜外筋膜和壁腹膜而进入腹膜腔，进而可刺中空肠或回肠、胃或横结肠；若大幅度提插和捻转，可引起急腹症，后果严重。

八、肓俞 KI16

【所属经脉】足少阴肾经。

【体表定位】在中腹部，脐中旁开 0.5 寸。

【操作方法】直刺 1 ～ 1.5 寸。

【临床主治】腹痛，腹胀，呕吐，泄泻，便秘，月经不调，疝气，腰脊痛。

【进针层次】图 4-7。

图 4-7　神阙、肓俞、天枢穴的断面解剖（水平切面）

1. 皮肤　有第 10 肋间神经前皮支分布。

2. 皮下组织　内有第 10 肋间神经前皮支和腹壁浅动静脉。腹壁浅动脉为股动脉的分支，腹壁浅静脉为大隐静脉的属支。

3. 腹直肌鞘前层　详见"梁门"穴。

4. 腹直肌　详见"梁门"穴。

腹直肌以深的结构，由浅入深依次有腹直肌鞘后层、腹横筋膜、腹膜外筋膜、壁腹膜、腹膜腔、大网膜、空肠或回肠。

【针刺意外与预防】若直刺过深，针尖可通过腹直肌鞘后层、腹横筋膜、腹膜外筋膜和壁腹膜而进入腹膜腔，进而可刺中大网膜、空肠或回肠；若大幅度提插和捻转，可引起急腹症，后果严重；若穿过空肠、回肠，刺中腹后壁的腹主动脉或下腔静脉，后果更为严重。

九、天枢 ST25

【所属经脉】足阳明胃经。

【体表定位】在中腹部，脐中旁开 2 寸。

【操作方法】直刺 1 ～ 1.5 寸。

【临床主治】腹胀肠鸣，绕脐腹痛，便秘，泄泻，痢疾，癥瘕，痛经，月经不调。

【进针层次】图 4-7。

1. 皮肤 有第 10 肋间神经前皮支分布。

2. 皮下组织 内有第 10 肋间神经前皮支和腹壁浅动静脉。

3. 腹直肌鞘前层 详见"梁门"穴。

4. 腹直肌 详见"梁门"穴。

腹直肌以深的结构，由浅入深依次有腹直肌鞘后层、腹横筋膜、腹膜外筋膜、壁腹膜、腹膜腔、大网膜、空肠或回肠。

【针刺意外与预防】若直刺过深，针尖可通过腹直肌鞘后层、腹横筋膜、腹膜外筋膜和壁腹膜而进入腹膜腔，可刺中大网膜、空肠或回肠；若大幅度提插和捻转，可引起急腹症，后果严重。

十、大横 SP15

【所属经脉】足太阴脾经。

【体表定位】在中腹部，脐中旁开 4 寸。

【操作方法】直刺 0.5 ～ 1 寸。

【临床主治】腹痛，便秘，泄泻，痢疾。

【进针层次】图 4-3。

1. 皮肤 有第 10 肋间神经的前皮支分布。

2. 皮下组织 内有第 10 肋间神经的前皮支和腹壁浅动静脉。

3. 腹外斜肌 详见"期门"穴。

4. 腹内斜肌 详见"章门"穴。

5. 腹横肌 详见"章门"穴。

腹横肌以深的结构由浅入深依次有腹横筋膜、腹膜外筋膜、壁腹膜、腹膜腔、升结肠、降结肠或空肠、回肠。

【针刺意外与预防】若直刺过深，针尖可通过腹横筋膜、腹膜外筋膜和壁腹膜而进入腹膜腔，进而可刺中升结肠（右大横穴）、降结肠（左大横穴）、空肠或回肠；若大幅度提插和捻转，可引起急腹症，后果严重。

十一、气海 CV6

【所属经脉】任脉。

【体表定位】在下腹部，脐中下 1.5 寸，前正中线上。

【操作方法】直刺 1 ～ 2 寸。

【临床主治】少腹疼痛，便秘，泄痢，疝气，癃闭，淋证，遗尿，遗精，阳痿，闭经，痛经，崩漏，带下，阴挺，中风脱证，虚劳。

【进针层次】图4-8。

图 4-8 气海穴的断面解剖（水平切面）

1. 皮肤 有第 11 肋间神经前皮支分布。

2. 皮下组织 内有第 11 肋间神经前皮支和腹壁浅动静脉。

3. 白线 详见"鸠尾"穴。

白线以深的结构由浅入深依次有腹横筋膜、腹膜外筋膜、壁腹膜、腹膜腔、空肠或回肠。

【针刺意外与预防】若直刺过深，针尖可通过白线、腹横筋膜、腹膜外筋膜和壁腹膜刺入腹膜腔，进而可刺中空肠或回肠；若大幅度提插和捻转，可引起急腹症，后果严重。

十二、关元 CV4

【所属经脉】任脉。

【体表定位】在下腹部，脐中下 3 寸，前正中线上。

【操作方法】直刺 1 ～ 2 寸。

【临床主治】遗精，阳痿，早泄，痛经，闭经，不孕，带下，尿频，癃闭，中风脱证，虚劳，眩晕，少腹疼痛，疝气，腹泻。

【进针层次】图4-9。

图 4-9　关元、气穴、水道穴的断面解剖（水平切面）

1. 皮肤　有肋下神经前皮支分布。

2. 皮下组织　内有肋下神经前皮支和腹壁浅动静脉。

3. 白线　详见"鸠尾"穴。

白线以深的结构由浅入深依次有腹横筋膜、腹膜外筋膜、壁腹膜、腹膜腔、空肠或回肠。

【针刺意外与预防】若直刺过深，针尖可通过白线、腹横筋膜、腹膜外筋膜和壁腹膜刺入腹膜腔，进而可刺中空肠、回肠或膀胱（膀胱充盈、尿潴留或小儿）；若大幅度提插和捻转，可引起尿液、肠内容物等流入腹膜腔，引起急腹症，后果严重。故针刺此穴时，宜先排空膀胱。

十三、中极 CV3

【所属经脉】任脉。

【体表定位】在下腹部，脐中下 4 寸，前正中线上。

【操作方法】直刺 1 ～ 1.5 寸。

【临床主治】癃闭，遗尿，尿频，遗精，阳痿，痛经，闭经，带下，崩漏，水肿，疝气，积聚。

【进针层次】图 4-10。

1. 皮肤　有髂腹下神经前皮支分布。

2. 皮下组织　内有髂腹下神经前皮支和腹壁浅动静脉。

3. 白线　详见"鸠尾"穴。

白线以深的结构由浅入深依次有腹横筋膜、腹膜外筋膜、壁腹膜、腹膜腔、空肠或回肠。

【针刺意外与预防】详见"关元"穴。

图 4-10 中极、大赫、归来穴的断面解剖（水平切面）

十四、大赫 KI12

【所属经脉】足少阴肾经。

【体表定位】在下腹部，脐中下 4 寸，前正中线旁开 0.5 寸。

【操作方法】直刺 1 ～ 1.5 寸。

【临床主治】遗精，阳痿，阴挺，带下。

【进针层次】图 4-10。

1. 皮肤 有髂腹下神经的前皮支分布。

2. 皮下组织 内有髂腹下神经的前皮支和腹壁浅动静脉。

3. 腹直肌鞘前层 详见"梁门"穴。

4. 腹直肌 详见"梁门"穴。

腹直肌鞘以深的结构由浅入深依次有腹直肌鞘后层、腹横筋膜、腹膜外筋膜、壁腹膜、腹膜腔、空肠或回肠。

【针刺意外与预防】若直刺过深，针尖可通过腹直肌鞘后层、腹横筋膜、腹膜外筋膜和壁腹膜刺入腹膜腔，进而可刺中空肠、回肠或膀胱（膀胱充盈、尿潴留或小儿）；若大幅度提插和捻转，可引起尿液、肠内容物等流入腹膜腔，引起急腹症，后果严重。

十五、归来 ST29

【所属经脉】足阳明胃经。

【体表定位】在下腹部，脐中下 4 寸，前正中线旁开 2 寸。

【操作方法】直刺 1 ～ 1.5 寸。

【临床主治】腹痛，疝气，闭经，月经不调，阴挺，带下。

【进针层次】图 4-10。

1. 皮肤　有肋下神经前皮支分布。

2. 皮下组织　内有肋下神经前皮支和腹壁浅动静脉。

3. 腹直肌鞘前层　详见"梁门"穴。

4. 腹直肌外侧缘　腹直肌详见"梁门"穴。

腹直肌鞘以深的结构由浅入深依次有腹直肌鞘后层、腹横筋膜、腹膜外筋膜、壁腹膜、腹膜腔、空肠或回肠。

【针刺意外与预防】若直刺过深，针尖可通过腹直肌鞘后层、腹横筋膜、腹膜外筋膜和壁腹膜刺入腹膜腔，进而可刺中空肠或回肠；若大幅度提插和捻转，可引起急腹症，后果严重。

十六、曲骨 CV2

【所属经脉】任脉。

【体表定位】在下腹部，耻骨联合上缘中点，前正中线上。

【操作方法】直刺 0.5～1 寸。

【临床主治】月经不调，痛经，带下，小便不利，遗尿，遗精，阳痿，阴囊湿疹。

【进针层次】图 4-11。

图 4-11　曲骨、横骨、气冲穴的断面解剖（水平切面）

1. 皮肤　有髂腹下神经前皮支分布。

2. 皮下组织　内有髂腹下神经前皮支和腹壁浅动静脉。

3. 白线　详见"鸠尾"穴。若针偏向两侧，可刺入锥状肌或腹直肌。锥状肌为长三角形小肌，位于腹直肌下端的前面，居腹直肌鞘内。该肌起自耻骨上支前面（耻骨结节与耻骨联合之间），向内上方止于白线，由肋下神经支配。

白线以深的结构由浅入深依次有腹横筋膜、腹膜外筋膜、壁腹膜、腹膜腔、膀胱。

【针刺意外与预防】详见"关元"穴。

十七、气冲 ST30

【所属经脉】足阳明胃经。

【体表定位】在下腹部，脐中下 5 寸，前正中线旁开 2 寸。

【操作方法】直刺 0.5 ～ 1 寸。

【临床主治】外阴肿痛，腹痛，疝气，月经不调，阳痿。

【进针层次】图 4-11。

1. 皮肤 有髂腹股沟神经前皮支分布。

2. 皮下组织 内有髂腹股沟神经前皮支和腹壁浅动静脉。

3. 腹外斜肌 详见"期门"穴。

4. 腹内斜肌 详见"章门"穴。

5. 腹横肌 详见"章门"穴。

【针刺意外与预防】由于股动静脉位于针刺部位的外侧，因此针刺该穴时，医者宜用手指触摸搏动的股动脉，再用押手拇指将股动脉及其内侧的股静脉压于指下，然后刺手持针沿拇指甲边缘进针，以避开股动静脉，否则易刺中血管，导致出血。

第五章　盆部与会阴腧穴解剖

第一节　盆部与会阴概述

一、境界与分区

盆部 pelvis 位于躯干的下部，由骨盆、盆壁、盆底和盆腔脏器组成，上接腹部，下连臀部和股部。骨盆是盆部的支架，内衬盆壁肌和筋膜，骨盆上口通向腹腔，骨盆下口由盆底肌和筋膜封闭。盆腔由盆壁骨、盆壁肌、盆底肌及其筋膜共同围成，内有消化、泌尿和生殖系统的部分器官。

会阴 perineum 是指封闭骨盆下口的全部软组织，亦称**广义会阴**。会阴境界略呈菱形，前角为耻骨联合下缘，后角为尾骨尖，两侧角为坐骨结节，前外侧界为坐骨支和耻骨下支，后外侧界为骶结节韧带。会阴以两侧坐骨结节之间的连线分为前、后两个三角区：前方为**尿生殖区 urogenital region**，男性有尿道通过，女性有尿道和阴道通过；后方为**肛区 anal region**，肛门开口于此。**狭义会阴**在男性是指阴囊根与肛门之间的软组织，在女性是指阴道前庭后端与肛门之间的软组织，又称**产科会阴**。

二、表面解剖

在腹前正中线下端可触及**耻骨联合 pubic symphysis** 上缘，两侧的锐嵴为**耻骨嵴 pubic crest**。耻骨嵴外侧的突起是**耻骨结节 pubic tubercle**。在腹部外下方可触及**髂嵴 iliac crest** 全长，其前端为**髂前上棘 anterior superior iliac spine**，后端为**髂后上棘 posterior superior iliac spine**。髂前上棘与耻骨结节之间连有**腹股沟韧带**，是腹部与股部的分界。会阴部的**坐骨结节 ischial tuberosity**、**耻骨弓 pubic arch** 和**尾骨尖**也可触及，是产科常用的骨性标志。

第二节　盆部与会阴应用解剖

一、盆壁肌与盆底肌

（一）盆壁肌

覆盖在骨性盆壁内面的肌肉为盆壁肌，主要有闭孔内肌和梨状肌。**闭孔内肌 obturator internus** 位于盆侧壁的前部，起自闭孔膜内面及其周围骨面，肌束汇集成腱，出坐骨小孔，止于股骨转子窝。**梨状肌 piriformis** 位于盆侧壁的后部，起自第 2～4 骶前孔外侧，肌束向外穿经坐骨大孔至臀部，止于股骨大转子。该肌将坐骨大孔分为梨状肌上孔和梨状肌下孔，血管神经可经此两孔进出盆腔。

（二）盆底肌

盆底肌主要有肛提肌和尾骨肌。**肛提肌 levatorani** 为一对宽而薄的扁肌，左右联合呈漏斗形，尖向下，封闭骨盆下口。该肌主要由耻尾肌、髂尾肌和耻骨直肠肌组成，起自耻骨后面和坐骨棘之间的肛提肌腱弓，纤维向下、向后、向内止于会阴中心腱、直肠壁和尾骨。在两侧肛提肌前内侧之间有三角形的**盆膈裂孔**，从下方被尿生殖膈封闭。肛提肌为盆膈的主要部分，具有支持和固定盆腔内器官的作用，并能协助肛门外括约肌紧缩肛门，在女性还有缩小阴道口的作用。**尾骨肌 coccygeus** 位于肛提肌的后方，呈三角形，紧贴于骶棘韧带的上面。该肌起自坐骨棘，止于尾骨和骶骨的两侧缘。

二、盆筋膜

盆筋膜 pelvic fascia 是腹内筋膜的直接延续，可分为盆壁筋膜和盆脏筋膜两部分。

（一）盆壁筋膜

盆壁筋膜 parietal pelvic fascia 又称盆筋膜壁层，覆盖在盆壁的内表面，上与腹内筋膜相延续。位于骶骨前方的部分为**骶前筋膜**；覆盖于梨状肌内表面的部分为**梨状肌筋膜**；覆盖于闭孔内肌内表面的部分为**闭孔筋膜**。耻骨体盆面至坐骨棘的闭孔筋膜呈线形增厚，称为**肛提肌腱弓**，为肛提肌和盆膈上下筋膜提供起点和附着部。覆盖在肛提肌和尾骨肌上面的部分为**盆膈上筋膜**，其前方和两侧附着于肛提肌腱弓，后方与梨状肌筋膜和骶前筋膜相延续。覆盖在肛提肌和尾骨肌下面的部分为**盆膈下筋膜**，其前端附着于肛提肌腱弓，后端与肛门外括约肌的筋膜相融合，构成了坐骨肛门窝的内侧壁。

（二）盆脏筋膜

盆脏筋膜 visceral pelvic fascia 也称盆筋膜脏层，在盆腔脏器穿过盆膈或尿生殖膈时，由盆壁筋膜向上反折，呈鞘状包裹脏器。包裹前列腺的部分称为**前列腺鞘**；前列腺鞘向上延续包裹膀胱的部分称为**膀胱筋膜**；包裹直肠的部分称为**直肠筋膜**。盆脏筋膜向下与盆膈上筋膜相移行。直肠与膀胱、前列腺、精囊及输精管壶腹之间形成**直肠膀胱隔**，直肠与阴道之间形成**直肠阴道隔**。此外，盆脏筋膜还伸入阴道与膀胱、尿道之间，分别形成**膀胱阴道隔**和**尿道阴道隔**。

三、尿生殖膈与盆膈

（一）尿生殖膈

尿生殖膈 urogenital diaphragm 由尿生殖膈上筋膜、尿生殖膈下筋膜及其间的会阴深横肌和尿道括约肌共同组成，位于尿生殖区最深部，从前下方封闭盆膈裂孔，加强盆底，协助承托盆腔脏器。尿生殖膈在男性有尿道通过，女性有尿道和阴道通过。两层筋膜间的尿道括约肌在男性围绕尿道膜部，称为**尿道膜部括约肌**；在女性围绕尿道和阴道，则称为**尿道阴道括约肌**。

（二）盆膈

盆膈 pelvic diaphragm 由盆膈上筋膜、盆膈下筋膜及其间的肛提肌和尾骨肌共同组成，位于肛区的深部，封闭骨盆下口的大部分，中央有肛管通过。

四、肛管与坐骨肛门窝

（一）肛管

肛管 anal canal 长约 4cm，上自盆膈处续于直肠，向后下绕尾骨尖终于肛门。前方隔会阴中心腱，男性有尿道膜部和尿道球，女性为阴道下部；后方为肛尾韧带，两侧有坐骨肛门窝。肛管周围有肛门括约肌，包括肛门内括约肌与肛门外括约肌。

（二）坐骨肛门窝

坐骨肛门窝 ischioanal fossa 又名坐骨直肠窝，位于肛管与坐骨之间，为尖朝上、底朝下的锥形间隙。其尖由盆膈下筋膜与闭孔筋膜汇合而成，底为肛门两侧的皮肤和浅筋膜。内侧壁为肛门外括约肌、盆底肌和盆膈下筋膜；外侧壁为坐骨结节、闭孔内肌及其筋膜；前壁为尿生殖膈；后壁为臀大肌和骶结节韧带。窝内有大量的脂肪组织，具有弹簧垫的作用，排便时允许肛门扩张。当肛门周围被感染时，此窝极易发生脓肿，如脓液穿入肛管或穿通皮肤，即可形成肛瘘。

第三节　盆部与会阴腧穴解剖结构

一、会阴 CV1

【所属经脉】任脉。

【体表定位】在会阴部，男性当阴囊根部与肛门连线的中点，女性当大阴唇后联合与肛门连线的中点。

【操作方法】直刺 0.5 ～ 1 寸。

【临床主治】阴痒，阴痛，小便不利，遗尿，闭经，遗精，阳痿，脱肛，阴挺，溺水窒息，昏迷，癫狂。

【进针层次】图 5-1。

1. 皮肤　有第 4、第 5 骶神经分布。

2. 皮下组织　内有上述神经的分支和肛门周围皮下静脉丛。

3. 肛门外括约肌　为环绕肛门内括约肌周围的骨骼肌，按其纤维所在位置，分为皮下部、浅部和深部，由第 4 骶神经的会阴支和阴部神经的直肠下支支配。

4. 肛提肌　为一对四边形的扁薄肌，起自耻骨后面和坐骨棘之间的肛提肌腱弓，纤维向下、向后、向内止于会阴中心腱、直肠壁和尾骨，左右联合成漏斗状，主要由阴部神经的会阴神经或肛神经支配。

【针刺意外与预防】该穴的后方为直肠前壁，若针刺过深，可刺破直肠壁，严重者可引起感染。

下载 医开讲APP
扫描图片体验AR

图 5-1　腰俞、长强、会阴穴的断面解剖（正中矢状切面）

二、长强

【所属经脉】督脉。

【体表定位】在会阴部，尾骨下方，尾骨端与肛门连线的中点处。

【操作方法】向上与骶骨平行刺入 0.5 ～ 1 寸。

【临床主治】痔疮，脱肛，便血，洞泄，大小便难，癫痫，瘈病，腰痛，尾骶骨痛。

【进针层次】图 5-1。

1. 皮肤　有尾神经后支的皮支分布。

2. 皮下组织　内有尾神经后支的皮支和伴行的动静脉。

3. 肛尾韧带　连于肛和尾骨之间。针刺此韧带有一定的韧性阻力。

4. 肛提肌　详见"会阴"穴。

【针刺意外与预防】该穴的前方为直肠后壁，若针刺过深，可刺破直肠壁，严重者可引起感染。

第六章　脊柱区腧穴解剖

第一节　脊柱区概述

一、境界与分区

脊柱区 vertebral region 是指脊柱及其后方和两侧的软组织所构成的区域，可分为项部、背部、腰部和骶尾部。项部上界为枕外隆凸和上项线，下界为第 7 颈椎棘突至两侧肩峰的连线，两侧界为斜方肌前缘。背部上界即项部下界，下界为第 12 胸椎棘突向两侧沿第 12 肋至腋后线的连线，两侧界为腋后线。腰部上界即背部下界，下界为两侧髂嵴后部及两侧髂后上棘的连线，两侧界为腋后线至髂嵴的延长线。骶尾部为两侧髂后上棘与尾骨尖所围成的区域。

二、表面解剖

1. 棘突 spinous process　后正中线上的浅沟称为**后正中沟**或**背纵沟**，在沟底可触及椎骨的棘突。头俯下时，平肩处可摸到显著突起的第 7 颈椎棘突，常作为辨认椎骨序数的标志。胸椎棘突斜向后下，呈叠瓦状；腰椎棘突呈水平位；骶椎棘突退化后融合成骶正中嵴。第 7 颈椎棘突下为针灸"大椎"穴所在的位置，第 2 腰椎棘突下为针灸"命门"穴所在的位置。

2. 肩胛骨 scapula　位于背部外上方皮下，可以摸到肩胛冈、肩峰、上角（内侧角）和下角。肩胛冈外侧端为**肩峰**，是肩部的最高点。两侧肩胛骨上角的连线平对第 2 胸椎棘突，两侧肩胛冈内侧端的连线平对第 3 胸椎棘突，两侧肩胛骨下角的连线平对第 7 胸椎棘突。

3. 髂嵴 iliac crest 和髂后上棘 posterior superior iliac spine　髂嵴位于腰部两侧皮下，为髂骨翼的上缘。两侧髂嵴最高点的连线平对第 4 腰椎棘突，是计数椎骨的标志。髂后上棘为髂嵴后端的突起，胖人为一皮肤凹陷，瘦人则为一骨性突起，两侧髂后上棘的连线平对第 2 骶椎棘突。

4. 骶正中嵴 median sacral crest　在骶骨后面正中线上可触及骶正中嵴，其中以第 2、第 3 骶椎处最显著。

5. 骶管裂孔 sacral hiatus 和骶角 sacral cornu　沿骶正中嵴向下，由第 4、第 5 骶椎后面的切迹与尾骨围成的孔称为骶管裂孔，是骶管的下口。裂孔两侧向下的突起为骶角，体表易于触及，是骶管麻醉的进针定位标志。骶管裂孔处为针灸"腰俞"穴所在的位置。

6. 尾骨尖　位于骶骨下方，在肛门后上方约 4cm 处可触及。

7. 菱形区　由后正中沟的下部扩大而成。其上角相当于第 5 腰椎棘突，两侧角相当于髂后上棘，下角为尾骨尖。当腰椎或骶尾骨骨折或骨盆畸形时，菱形区可出现变形。

8. 第 12 肋　在背部下方可触及，为背部与腰部的分界标志。但有些个体此肋较短，不易触及，易将第 11 肋误认为第 12 肋。

9. 竖脊肌 erector spinae　位于后正中沟的两侧，呈纵行隆起，在棘突的两侧可触及。该肌外侧缘与第 12 肋的交角，称为**脊肋角**。肾位于该角深部，是肾囊封闭常用的进针部位。

10. 斜方肌 trapezius　自项部正中线及胸椎棘突向肩峰伸展呈三角形的轮廓，一般不明显，运动时可辨认。

11. 背阔肌 latissimus dorsi　为覆盖腰部及胸部下份的阔肌，运动时可辨认其轮廓。

第二节　脊柱区应用解剖

一、项部

（一）浅层结构

1. 皮肤　厚而致密，移动性小，有丰富的毛囊、皮脂腺和汗腺。

2. 浅筋膜　肥厚而坚韧，含有较多的脂肪。浅筋膜内的浅动脉主要有枕动脉、颈浅动脉和肩胛背动脉等的分支，皮神经有颈神经后支的皮支，其中较粗大的有枕大神经和第 3 枕神经。

（二）深层结构

1. 深筋膜　项部深筋膜分为浅深两层。浅层属封套筋膜的一部分，在后正中线附着于项韧带和第 7 颈椎棘突，向两侧延伸，包绕斜方肌。深层为椎前筋膜向后的延伸部分，称为**项筋膜**，位于斜方肌的深面，包裹夹肌和半棘肌，内侧附于项韧带。

2. 项韧带　位于项部正中线上，呈矢状位三角形的板状韧带，由弹性纤维构成。其上方附着于枕外隆凸；下方附着于第 7 颈椎棘突，续于棘上韧带；前缘附着于寰椎后结节及下 6 个颈椎棘突尖端；后缘游离而肥厚，为斜方肌的附着部。

3. 肌层　分浅深两层。浅层肌有斜方肌、夹肌、肩胛提肌、菱形肌和上后锯肌，深层肌有竖脊肌、半棘肌和枕下肌群等。

4. 枕下三角　在枕骨下方、项上部的深层，由头后大直肌、头上斜肌和头下斜肌围成的三角形区域。其底为寰枕后膜和寰椎后弓，内有枕下神经和椎动脉经过。

二、背部

（一）浅层结构

1. 皮肤　厚而致密，并以许多结缔组织纤维束与深筋膜相连，故移动性小。

2. 浅筋膜　较厚，含有较多的脂肪。浅筋膜内的浅动脉有肋间后动脉、肩胛背动脉和胸背动脉等的分支，皮神经主要有胸神经后支的分支。

（二）深层结构

1. 深筋膜　背部深筋膜属于胸腰筋膜的一部分，覆于竖脊肌表面。

2. 肌层　分浅深两层。浅层肌又分为三层：第 1 层为斜方肌和背阔肌，第 2 层为菱形肌，第 3 层为上下后锯肌。深层肌为竖脊肌和横突棘肌等。

3. 血管和神经　动脉有肩胛背动脉和颈浅动脉，神经有副神经、胸神经和肩胛背神经。

NOTE

三、腰骶部

（一）浅层结构

1. 皮肤　其结构特点基本与"背部"相同。

2. 浅筋膜　较厚，含脂肪较多，但骶骨后面的浅筋膜较薄，且缺乏脂肪。浅筋膜内的浅动脉主要有腰动脉、臀上动脉、臀下动脉和骶外侧动脉的分支。皮神经有腰神经后支、骶神经后支和尾神经后支的分支。

（二）深层结构

1. 深筋膜　分浅、中、深三层，合称胸腰筋膜。后层最厚，位于竖脊肌的表面；中层分隔竖脊肌和腰方肌，并与浅层在外侧愈合构成竖脊肌鞘；前层覆盖腰方肌的前面。

2. 肌层　由浅入深为背阔肌、下后锯肌、竖脊肌、多裂肌、腰方肌和腰大肌等。

3. 血管和神经　动脉有肋下动脉、腰动脉后支以及臀上下动脉，神经有腰神经后支以及骶尾神经后支。

四、脊柱

脊柱由椎骨借椎间盘、关节和韧带连结而成。

（一）椎管

椎管是由游离椎骨的椎孔和骶骨的骶管与椎骨之间的骨连结共同连成的骨纤维性管道。其内容物有脊髓、脊髓被膜、脊神经根、血管及结缔组织等。

1. 椎管壁的构成　椎管的前壁由椎体后面、椎间盘后缘和后纵韧带构成，后壁为椎弓板、黄韧带和关节突关节，两侧壁为椎弓根和椎间孔。椎管骶段由融合的骶椎椎孔连成，又称骶管。

2. 椎骨间的连结　有寰枕关节、寰枕前膜、寰枕后膜、寰枢关节、寰椎十字韧带、钩椎关节、关节突关节、后纵韧带、黄韧带、棘上韧带、棘间韧带、横突间韧带、项韧带等。

（二）脊髓被膜和脊膜腔

1. 脊髓被膜　椎管容纳脊髓及其被膜等结构。脊髓上端平枕骨大孔续于延髓，下端成人终于第 1 腰椎下缘。脊髓表面有 3 层被膜覆盖，由外向内为硬脊膜、脊髓蛛网膜和软脊膜。

2. 脊膜腔　脊髓各层被膜之间及硬脊膜与椎管之间存在的腔隙，统称为脊膜腔，由外向内依次为硬膜外隙、硬膜下隙和蛛网膜下隙。位于硬脊膜与椎管内面的骨膜和黄韧带之间的疏松间隙称为**硬膜外隙**，内有脂肪、椎内静脉、窦椎神经和淋巴管等，并有脊神经根及其伴行血管通过。位于硬脊膜与脊髓蛛网膜之间的潜在性腔隙称为**硬膜下隙**，内有少量液体。位于脊髓蛛网膜与软脊膜之间的腔隙称为**蛛网膜下隙**，内充满脑脊液。

第三节　脊柱区腧穴解剖结构

一、风府 GV16

【所属经脉】督脉。

【体表定位】在项部，枕外隆凸直下，后发际正中直上 1 寸。

【操作方法】伏案正坐位，使头微前倾，朝下颌方向缓慢刺入 0.5～1 寸。

【临床主治】中风不语，半身不遂，癫狂痫，癔病，头痛，眩晕，项强，项背痛，目痛，鼻衄，咽喉肿痛。

【进针层次】图 6-1、图 6-2。

1. 皮肤　有枕大神经和第 3 枕神经分布。第 3 枕神经为第 3 颈神经后支的皮支。针刺时，此层有韧感，并有一定阻力。

2. 皮下组织　较厚，内有上述皮神经的分支和枕动脉的分支、枕静脉的属支。针刺时，此层阻力较皮肤小，并有松软感觉。

3. 左右斜方肌腱之间　斜方肌是位于项部及背上部的浅层肌。该肌以腱膜起自上项线内侧 1/3、枕外隆凸、项韧带、第 7 颈椎棘突和全部胸椎棘突，上部肌束斜向外下方，止于锁骨外侧 1/3 的后缘及其附近的骨面，中部肌束平行向外方，止于肩峰内侧缘和肩胛冈上缘的外侧部。下部肌束斜向外上方，止于肩胛冈下缘的内侧部，由副神经支配。

4. 左右头半棘肌之间　头半棘肌位于头颈夹肌的深面，起自第 2 颈椎至第 6 胸椎的横突，肌束斜向上内，止于枕骨上下项线之间（即项平面），由颈神经后支支配。

5. 项韧带　位于项部正中线上，呈矢状位的三角形的板状韧带，由弹性纤维构成。该韧带上方附着于枕外隆凸和枕外嵴；下方附着于第 7 颈椎棘突，续于棘上韧带；前缘附着于寰椎后结节及下 6 个颈椎棘突的尖端；后缘游离而肥厚，为斜方肌的附着部。针刺时，针感阻力较大，并有一定的韧硬感。

6. 左右头后大直肌之间　头后大直肌位于头半棘肌的深面，起自枢椎棘突，肌束斜向外上方，止于枕骨下项线的外侧部，由枕下神经支配。

7. 左右头后小直肌之间　头后小直肌位于头半棘肌的深面、头后大直肌的内侧，起自寰椎后结节，肌束向上，止于枕骨下项线的内侧部，由枕下神经支配。

【毗邻结构】为项韧带深面及其周围结构。

1. 深面　由浅入深依次有寰枕后膜、硬膜、蛛网膜、蛛网膜下隙、软膜和延髓。

（1）寰枕后膜　为致密的结缔组织膜，位于枕骨大孔的后缘与寰椎后弓上缘之间，前面紧贴硬膜。

（2）硬膜　为脑和脊髓的外层被膜，厚而坚韧，由胶原纤维和弹性纤维构成。

（3）蛛网膜　是一层薄而透明的结缔组织膜，为脑和脊髓的中层被膜。

NOTE

图 6-1　风府穴的断面解剖（水平切面）

图 6-2　脑户、风府、哑门穴的断面解剖（正中矢状切面）

（4）蛛网膜下隙　软膜与蛛网膜之间较宽阔的间隙，称为蛛网膜下隙，其内充满脑脊液。延髓后面的蛛网膜下隙扩大，称为小脑延髓池。

（5）软膜　紧贴脑和脊髓的表面，并伸入脑和脊髓表面的沟裂之中。

（6）延髓　为脑干的下部，在枕骨大孔处下续脊髓。其内部结构及功能较复杂，除脑神经核和上下行的传导束外，还有重要功能的网状结构，内有各种内脏活动调节中枢，包括呼吸中枢、呕吐中枢、心血管中枢等。

2. 上方 为枕骨大孔的后缘。

3. 下方 为寰椎后结节。寰椎（第 1 颈椎）由 2 个侧块和前后弓组成。后弓中间的粗糙隆起，称为寰椎后结节。

4. 两侧 有椎动脉和枕下神经通过。椎动脉在寰椎后弓与侧块相接处的后方经椎动脉沟转向上，经枕骨大孔进入颅腔。

【针刺意外与预防】若针刺深度超过 1.5 寸以上，针尖可通过寰枕后膜、硬膜、蛛网膜而进入小脑延髓池，进而可刺中延髓。当针经过寰枕后膜时，可有阻力增大的感觉；当针通过硬脊膜时，可有突破感觉；当针进入小脑延髓池时，针刺无阻力；当针进入延髓时，可有松软感，同时患者有全身触电感、恐慌惊叫、精神异常等表现。延髓损伤患者，可有头痛、呼吸困难、语言不清、四肢瘫痪、神志模糊等症状，进而可出现深昏迷状态，应积极进行抢救，否则可因心跳、呼吸先后停止而死亡。若大幅度提插、捻转，延髓损伤更为严重，有可能在针刺过程中死亡。因此，该穴切勿向上针刺过深，以免刺入枕骨大孔，伤及延髓，出现意外。

二、哑门 GV15

【所属经脉】督脉。

【体表定位】在项部，第 2 颈椎棘突上际凹陷中，或后发际正中直上 0.5 寸。

【操作方法】伏案正坐位，使头微前倾，朝下颌方向缓慢刺入 0.5～1 寸。

【临床主治】舌强不语，暴喑，重舌，瘛疭，癫痫，头痛，项强，半身不遂。

【进针层次】图 6-2、图 6-3。

脊髓

头下斜肌

6. 头半棘肌

5. 头夹肌

3. 斜方肌

枕大神经

第2颈椎棘突

4. 项韧带

哑门（督脉）

1. 皮肤

2. 皮下组织

图 6-3 哑门穴的断面解剖（水平切面）

1. 皮肤　有枕大神经和第 3 枕神经分布。

2. 皮下组织　较厚，内有上述皮神经的分支和枕动脉的分支、枕静脉的属支。针刺时，此层阻力较皮肤小，并有松软感觉。

3. 左右斜方肌之间　斜方肌详见"风府"穴。

4. 项韧带　详见"风府"穴。

5. 左右头夹肌之间　头夹肌位于斜方肌深面，起自上 3 个胸椎和第 7 颈椎的棘突、项韧带下部，肌束斜向外上方，止于上项线外侧部和乳突后缘，由颈神经后支支配。

6. 左右头半棘肌之间　头半棘肌详见"风府"穴。

【毗邻结构】为项韧带的深面及其周围结构。

1. 深面　由浅入深依次有寰枢后膜、硬脊膜、脊髓蛛网膜、软脊膜和脊髓。

（1）寰枢后膜　薄而宽阔，位于项韧带的深面，寰椎和枢椎之间。针刺通过时阻力很小。

（2）硬脊膜　为脊髓的外层被膜，厚而坚韧，与椎管内面的骨膜之间有一腔隙，称为硬膜外隙，内有结缔组织及静脉丛。针刺时阻力较大，有韧硬感；针通过时有突破感。

（3）脊髓蛛网膜　为脊髓的中层被膜，薄而透明，与其深面的软脊膜之间有一腔隙，为蛛网膜下隙，其内充满脑脊液。针刺时无阻力。

（4）软脊膜　为富有血管的薄膜，紧贴脊髓表面。

（5）脊髓　位于椎管内，为低级中枢，其上端在枕骨大孔与延髓相连。针刺时有松软感。

2. 上方　为寰椎后结节。

3. 下方　为第 2 颈椎的棘突。

4. 两侧　为颈椎第 1 对关节突关节。

【针刺意外与预防】若针刺深度超过 1.5 寸以上，针尖可通过寰枢后膜、硬膜外隙、硬脊膜、脊髓蛛网膜进入蛛网膜下隙，进而可刺中脊髓颈段；患者可出现从颈部传至骶尾部，甚至传至四肢的闪电麻木感，此时应立即退针。脊髓损伤轻者，可出现头痛、头晕等症状；损伤较重者，可有剧烈头痛、呕吐、昏迷、四肢瘫痪，应及时治疗，否则有生命危险。若朝鼻背方向针刺过深，针尖可通过寰椎后结节上方的寰枕后膜等结构，进而刺中延髓，造成延髓损伤。延髓损伤症状详见"风府"穴。

三、风池 GB20

【所属经脉】足少阳胆经。

【体表定位】在项部，胸锁乳突肌与斜方肌上端之间的凹陷中，平风府。

【操作方法】伏案正坐位，使头微前倾，朝鼻尖方向缓慢刺入 0.8～1.2 寸。

【临床主治】头痛，眩晕，失眠，目赤肿痛，鼻渊，耳鸣，项强，中风，口眼㖞斜，感冒。

【进针层次】图 6-4。

1. 皮肤　有枕小神经分布。该神经为颈丛皮支之一。

2. 皮下组织　较厚，内有枕小神经的分支和枕动脉的分支、枕静脉的属支。针刺时，此层阻力较皮肤小，并有松软感觉。

3. 斜方肌与胸锁乳突肌之间　斜方肌位于进针部位的内侧，详见"风府"穴。胸锁乳突肌位于进针部位的外侧，详见"扶突"穴。

脊髓　枕骨　椎动脉　颈内动静脉　1. 皮肤

髁突

腮腺

乳突

6. 头上斜肌

3. 胸锁乳突肌

6. 头后大直肌

2. 皮下组织

4. 头夹肌

5. 头半棘肌

风池（足少阳胆经）

寰枕后膜

3. 斜方肌

硬膜外隙、椎内静脉丛

图 6-4　风池穴的断面解剖（右侧，水平切面）

AR

下载 医开讲APP
扫描图片体验AR

4. 头夹肌　详见"哑门"穴。

5. 头半棘肌　详见"风府"穴。

6. 头后大直肌与头上斜肌之间　头后大直肌位于进针部位的内侧，头上斜肌位于进针部位的外侧。头后大直肌详见"风府"穴。头上斜肌位于头半棘肌的深面，起自寰椎横突，肌束向内上方，止于枕骨下项线的外侧部，由枕下神经支配。

由头后大直肌、头上斜肌和头下斜肌围成的三角形区域，称为枕下三角，内有枕下神经和椎动脉通过。针刺该穴时，一般以不穿透枕下三角较为安全。

【毗邻结构】为枕下三角深面及其周围结构。

1. 深面　为寰枕关节。该关节由枕骨枕髁和寰椎上关节凹构成。关节囊比较松弛，寰枕后膜位于关节囊的内后方。在关节囊的内侧、寰枕后膜的深面有延髓；在关节囊的外侧有椎动脉通过。

2. 上方　为枕骨枕髁。位于枕骨大孔的外侧，呈卵圆形。

3. 下方　为寰椎侧块。位于寰椎前后弓的两侧。

【针刺意外与预防】该穴的深面有延髓和椎动脉，它们分别位于寰枕关节囊的内侧和外侧。其深度距皮肤一般为 1.5 寸以上，所以针刺深度以不超过 1.2 寸较为安全。若向内侧针刺过深，针尖可依次通过枕下三角、寰枕后膜、硬膜和蛛网膜进入小脑延髓池，进而刺中延髓；若向外侧针刺过深，针尖可刺入枕下三角，有可能刺中椎动脉。若大幅度提插、捻转，损伤将更为严重，甚至有生命危险。

NOTE

四、天柱 BL10

【所属经脉】足太阳膀胱经。

【体表定位】在项部，平哑门，斜方肌外侧缘凹陷中，或哑门旁开 1.3 寸。

【操作方法】直刺或斜刺 0.5 ～ 1 寸。

【临床主治】头痛，眩晕，目赤肿痛，目视不明，鼻塞，项强，肩背痛，癫狂痫。

【进针层次】图 6-5。

下载 医开讲APP
扫描图片体验AR

头上斜肌
1. 皮肤
2. 皮下组织
6. 头后大直肌
4. 头夹肌
5. 头半棘肌
3. 斜方肌
项韧带
脊髓
枕大神经
天柱（足太阳膀胱经）

图 6-5   天柱穴的断面解剖（右侧，水平切面）

1. 皮肤   有第 3 枕神经分布。

2. 皮下组织   内有第 3 枕神经的分支和浅静脉。

3. 斜方肌   详见"风府"穴。

4. 头夹肌   详见"哑门"穴。

5. 头半棘肌   详见"风府"穴。

6. 头后大直肌   详见"风府"穴。

【针刺意外与预防】不宜向内上方深刺，以免刺伤延髓。延髓损伤详见"风府"穴。

五、大椎 BL14

【所属经脉】督脉。

【体表定位】在项背部，第 7 颈椎棘突下凹陷中，后正中线上。

【操作方法】微向上斜刺 0.5 ～ 1 寸。

【临床主治】热病，疟疾，骨蒸盗汗，感冒，咳嗽，气喘，中暑，颈项强痛，肩背疼痛，小儿惊风，角弓反张，癫狂，瘾疹，黄疸。

【进针层次】图 6-6。

图 6-6　大椎、陶道、身柱、神道穴的断面解剖（正中矢状切面）

1. 皮肤　有第 8 颈神经后支的皮支分布。

2. 皮下组织　内有第 8 颈神经后支的皮支。

3. 棘上韧带　细长而坚韧，起自第 7 颈椎棘突，向下沿胸、腰、骶椎各棘突的尖部下行，止于骶正中嵴；向上移行于项韧带；其两侧部与背部的腱膜相延续；前方与棘间韧带愈合。

4. 棘间韧带　较薄，呈矢状位，连接相邻棘突之间，从棘突根部至其尖部。其前方与黄韧带愈合，后方移行于棘上韧带或项韧带。

5. 黄韧带　又名弓间韧带，位于相邻两椎弓板之间，主要由弹性纤维组成。该韧带起自上位椎弓板下缘的前面，向下止于下位椎弓板的上缘及后面。黄韧带参与围成椎管的后壁和神经根管的后外侧壁，颈部黄韧带薄而宽，胸部窄而稍厚，腰部最厚。

【针刺意外与预防】若向上斜刺过深，针尖可通过黄韧带、硬膜外隙、硬脊膜和脊髓蛛网膜进入蛛网膜下隙，进而可刺中脊髓。脊髓损伤症状详见"哑门"穴。

六、定喘 EX-B1

【所属经脉】经外奇穴。

【体表定位】在项背部，大椎旁开 0.5 寸。

【操作方法】直刺 0.5 ～ 1 寸。

【临床主治】哮喘，咳嗽，落枕，肩背痛。

【进针层次】图 6-7。

下载 医开讲APP
扫描图片体验AR

图 6-7　定喘、夹脊（胸 2）穴的断面解剖（左侧，矢状切面）

1. 皮肤　有第 8 颈神经后支的皮支分布。

2. 皮下组织　内有第 8 颈神经后支的皮支。

3. 斜方肌　详见"风府"穴。

4. 菱形肌　位于斜方肌中部的深面，分为大小菱形肌。小菱形肌起自下 2 个颈椎棘突，大菱形肌起自上 4 个胸椎棘突，两肌束向外下方，止于肩胛骨内侧缘的下半部（肩胛冈内侧端以下），由肩胛背神经支配。

5. 上后锯肌　位于菱形肌的深面。该肌以腱膜起自下 2 个颈椎棘突和上 2 个胸椎棘突，肌束向外下方，止于第 2 ～ 5 肋骨肋角的外面，由第 1 ～ 4 肋间神经支配。

6. 颈夹肌　为位于头夹肌深面的少数肌束。该肌起自第 3 ～ 6 胸椎棘突，肌纤维斜向外上方，止于第 2、第 3 颈椎横突后结节，由颈神经后支支配。

7. 胸腰筋膜浅层　胸腰筋膜为包裹在竖脊肌和腰方肌周围的深筋膜。在背部分浅深两层，包绕竖脊肌周围，构成竖脊肌鞘。在腰部分浅、中、深三层，浅层在腰部特别发达增厚，且与背阔肌腱膜紧密结合，中层分隔竖脊肌与腰方肌，深层位于腰方肌的前面。

8. 竖脊肌　又称骶棘肌，纵列于躯干的背面，脊柱两侧的棘突与肋角之间的深沟内。该肌以一总腱起自骶骨背面、腰椎棘突、髂嵴后部及胸腰筋膜，肌束向上，在腰部开始分为 3 个纵形的肌柱，外侧者称为髂肋肌，中间者称为最长肌，内侧者称为棘肌，沿途止于椎骨、肋骨和颞骨乳突，由脊神经后支支配。

竖脊肌的深面为椎骨的椎弓板。

七、风门 BL12

【所属经脉】足太阳膀胱经。

【体表定位】在背部，第 2 胸椎棘突下，后正中线旁开 1.5 寸。

【操作方法】向内侧斜刺 0.5 ～ 0.8 寸。

【临床主治】感冒，咳嗽，气喘，发热，头痛，项强，肩背痛。

【进针层次】图 6-8。

下载 医开讲APP
扫描图片体验AR

图 6-8　大杼、风门、肺俞、厥阴俞、心俞、督俞穴的断面解剖（右侧，矢状切面）

1. 皮肤　有第 2、第 3 胸神经后支的皮支分布。

2. 皮下组织　内有第 2、第 3 胸神经后支的皮支及其伴行的动静脉。

3. 斜方肌　详见"风府"穴。

4. 菱形肌　详见"定喘"穴。

5. 上后锯肌　详见"定喘"穴。

6. 颈夹肌　详见"定喘"穴。

7. 胸腰筋膜浅层　详见"定喘"穴。

8. 竖脊肌　详见"定喘"穴。

竖脊肌深面的结构由浅入深依次有肋提肌、肋间外肌、肋间内膜、胸内筋膜、肋胸膜、胸膜腔和肺。

【针刺意外与预防】若直刺或向外斜刺过深，针尖可通过肋间外肌、肋间内膜、胸内筋膜、肋胸膜进入胸膜腔，进而可刺中肺，引起气胸。如出现气胸症状，应及时治疗。

八、肺俞 BL13

【所属经脉】足太阳膀胱经。

【体表定位】在背部，第 3 胸椎棘突下，后正中线旁开 1.5 寸。

【操作方法】向内侧斜刺 0.5 ～ 0.8 寸。

【临床主治】咳嗽，气喘，咳血，鼻塞，咽喉肿痛，骨蒸潮热，盗汗，皮肤瘙痒，瘾疹。

【进针层次】图 6-8。

1. 皮肤　有第 3、第 4 胸神经后支的皮支分布。

2. 皮下组织　内有第 3、第 4 胸神经后支的皮支及伴行的动静脉。

3. 斜方肌　详见"风府"穴。

4. 菱形肌　详见"定喘"穴。

5. 上后锯肌　详见"定喘"穴。

6. 胸腰筋膜浅层　详见"定喘"穴。

7. 竖脊肌　详见"定喘"穴。

竖脊肌深面的结构由浅入深依次有肋提肌、肋间外肌、肋间内膜、胸内筋膜、肋胸膜、胸膜腔和肺。

【针刺意外与预防】详见"风门"穴。

九、膏肓 BL43

【所属经脉】足太阳膀胱经。

【体表定位】在背部，第 4 胸椎棘突下，后正中线旁开 3 寸。

【操作方法】斜刺 0.5 ～ 0.8 寸。

【临床主治】咳嗽，气喘，咳血，骨蒸潮热，盗汗，健忘，遗精，食不化，虚劳，肩背痛。

【进针层次】图 6-9。

1. 皮肤　有第 4、第 5 胸神经后支的皮支分布。

1. 皮肤
4. 菱形肌
2. 皮下组织
3. 斜方肌
肋间后动静脉和肋间神经
魄户（足太阳膀胱经）
6. 竖脊肌
膏肓（足太阳膀胱经）
5. 胸腰筋膜浅层
肋间肌
第7肋
神堂（足太阳膀胱经）
背阔肌、第8肋
右肺上叶
右肺中叶

图 6-9　魄户、膏肓、神堂穴的断面解剖（右侧，矢状切面）

2. 皮下组织　内有第 4、第 5 胸神经后支的皮支及伴行的动静脉。

3. 斜方肌　详见"风府"穴。

4. 菱形肌　详见"定喘"穴。

5. 胸腰筋膜浅层　详见"定喘"穴。

6. 竖脊肌　详见"定喘"穴。

竖脊肌深面的结构由浅入深依次有肋间外肌、肋间内肌、肋间最内肌、胸内筋膜、肋胸膜、胸膜腔和肺。

【针刺意外与预防】若直刺或斜刺过深，针尖可通过肋间外肌、肋间内肌、肋间最内肌、胸内筋膜、肋胸膜进入胸膜腔，进而可刺中肺，引起气胸。如出现气胸症状，应及时治疗。

十、心俞 BL15

【所属经脉】足太阳膀胱经。

【体表定位】在背部，第 5 胸椎棘突下，后正中线旁开 1.5 寸。

【操作方法】向内侧斜刺 0.5 ～ 0.8 寸。

【临床主治】心痛，心悸，心烦，失眠，健忘，梦遗，癫狂痫，咳嗽，吐血，盗汗。

【进针层次】图 6-8。

1. 皮肤　有第 5、第 6 胸神经后支的皮支分布。

2. 皮下组织　内有第 5、第 6 胸神经后支的皮支及伴行的动静脉。

NOTE

3. 斜方肌 详见"风府"穴。

4. 菱形肌 详见"定喘"穴。针刺通过该肌的下缘。

5. 胸腰筋膜浅层 详见"定喘"穴。

6. 竖脊肌 详见"定喘"穴。

竖脊肌深面的结构由浅入深依次为肋提肌、肋间外肌、肋间内膜、胸内筋膜、肋胸膜、胸膜腔和肺。

【针刺意外与预防】详见"风门"穴。

十一、至阳 GV9

【所属经脉】督脉。

【体表定位】在背部，第7胸椎棘突下凹陷中，后正中线上。

【操作方法】斜刺 0.5～1 寸。

【临床主治】黄疸，身热，胸胁胀痛，心痛，乳痈，咳嗽，气喘，脊背强痛。

【进针层次】图 6-10。

左侧标注（从上到下）：
右肺动脉
纵隔后淋巴结
第7胸椎
食管、左心房
迷走神经、奇静脉
右肺下叶、右心房
脊神经根丝
椎外静脉丛
膈
胸导管、前纵韧带

右侧标注（从上到下）：
灵台（督脉）
斜方肌
竖脊肌
至阳（督脉）
3. 棘上韧带
4. 棘间韧带
5. 黄韧带
筋缩（督脉）
背阔肌腱
1. 皮肤
2. 皮下组织

图 6-10 灵台、至阳、筋缩穴的断面解剖（正中矢状切面）

1. 皮肤 有第 7 胸神经后支的皮支分布。

2. 皮下组织 内有第 7 胸神经后支的皮支。

3. 棘上韧带 详见"大椎"穴。

4. 棘间韧带 详见"大椎"穴。

5. 黄韧带 详见"大椎"穴。

【针刺意外与预防】详见"大椎"穴。

十二、膈俞 BL17

【所属经脉】足太阳膀胱经。

【体表定位】在背部，第 7 胸椎棘突下，后正中线旁开 1.5 寸。

【操作方法】向内侧斜刺 0.5 ～ 0.8 寸。

【临床主治】胃痛，呕吐，呃逆，噎膈，咳嗽，气喘，潮热，盗汗，隐疹，贫血，瘀血证。

【进针层次】图 6-11。

图 6-11　膈俞、肝俞、胆俞、脾俞、胃俞穴的断面解剖（右侧，矢状切面）

1. 皮肤　有第 7、第 8 胸神经后支的皮支分布。

2. 皮下组织　内有第 7、第 8 胸神经后支的皮支及伴行的动静脉。

3. 斜方肌　详见"风府"穴。

4. 背阔肌　为全身最大的阔肌，位于背的下半部和胸的后外侧。该肌以腱膜起自下 6 个胸椎和全部腰椎的棘突、骶正中嵴及髂嵴后部，肌束向外上方集中，经腋窝后壁、肱骨内侧绕至大圆肌前面，以扁腱止于肱骨小结节嵴，由胸背神经支配。

5. 胸腰筋膜浅层　详见"定喘"穴。

6. 竖脊肌   详见"定喘"穴。

竖脊肌深面的结构由浅入深依次为肋提肌、肋间外肌、肋间内膜、胸内筋膜、肋胸膜、胸膜腔和肺。

【针刺意外与预防】详见"风门"穴。

十三、肝俞 BL18

【所属经脉】足太阳膀胱经。

【体表定位】在背部，第9胸椎棘突下，后正中线旁开1.5寸。

【操作方法】向内侧斜刺0.5～0.8寸。

【临床主治】胁痛，黄疸，脊背痛，目赤肿痛，目视不明，夜盲，吐血，衄血，癫狂痫。

【进针层次】图6-11。

1. 皮肤   有第9、第10胸神经后支的皮支分布。

2. 皮下组织   内有第9、第10胸神经后支的皮支及伴行的动静脉。

3. 斜方肌   详见"风府"穴。

4. 背阔肌   详见"膈俞"穴。

5. 胸腰筋膜浅层   详见"定喘"穴。

6. 竖脊肌   详见"定喘"穴。

竖脊肌深面的结构由浅入深依次为肋提肌、肋间外肌、肋间内膜、胸内筋膜、肋胸膜、胸膜腔和肺。

【针刺意外与预防】详见"风门"穴。

十四、胆俞 BL19

【所属经脉】足太阳膀胱经。

【体表定位】在背部，第10胸椎棘突下，后正中线旁开1.5寸。

【操作方法】向内侧斜刺0.5～0.8寸。

【临床主治】胁痛，口苦，黄疸，呕吐，噎膈，潮热，盗汗。

【进针层次】图6-11。

1. 皮肤   有第10、第11胸神经后支的皮支分布。

2. 皮下组织   内有第10、第11胸神经后支的皮支及伴行的动静脉。

3. 斜方肌   详见"风府"穴。

4. 背阔肌   详见"膈俞"穴

5. 下后锯肌腱膜和胸腰筋膜浅层   两者往往融合在一起。下后锯肌位于背阔肌中部的深面，以腱膜起自下2个胸椎棘突和上2个腰椎棘突，肌束向外上方，止于下4个肋骨（第9～12肋骨）肋角的外面，由第9～11肋间神经及肋下神经支配。胸腰筋膜详见"定喘"穴。

6. 竖脊肌   详见"定喘"穴。

竖脊肌深面的结构由浅入深依次为肋提肌、肋间外肌、肋间内膜、胸内筋膜、肋胸膜、胸膜腔和肺。

【针刺意外与预防】详见"风门"穴。

十五、脾俞 BL20

【所属经脉】足太阳膀胱经。

【体表定位】在背部，第 11 胸椎棘突下，后正中线旁开 1.5 寸。

【操作方法】向内侧斜刺 0.5 ～ 0.8 寸。

【临床主治】腹胀，呕吐，泄泻，痢疾，食不化，便血，黄疸，水肿，背痛。

【进针层次】图 6-11。

1. 皮肤　有第 11、第 12 胸神经后支的皮支分布。

2. 皮下组织　内有第 11、第 12 胸神经后支的皮支及伴行的动静脉。

3. 背阔肌腱膜、下后锯肌腱膜和胸腰筋膜浅层　三者往往融合在一起。背阔肌详见"膈俞"穴，下后锯肌详见"胆俞"穴，胸腰筋膜详见"定喘"穴。

4. 竖脊肌　详见"定喘"穴。

竖脊肌深面的结构由浅入深依次为肋提肌、肋间外肌、肋间内膜、胸内筋膜、肋胸膜、胸膜腔和肺。

【针刺意外与预防】若直刺过深，针尖可经肋间隙进入胸腔，进而可刺中肺，引起气胸。若向外侧斜刺过深，针尖可经肋间隙进入肋膈隐窝内，进而可刺中肝、肾。若施以大幅度提插、捻转手法，后果严重。

十六、胃俞 BL21

【所属经脉】足太阳膀胱经。

【体表定位】在背部，第 12 胸椎棘突下，后正中线旁开 1.5 寸。

【操作方法】向内侧斜刺 0.5 ～ 0.8 寸。

【临床主治】腹胀，呕吐，泄泻，痢疾，食不化，便血，黄疸，水肿，背痛。

【进针层次】图 6-11。

1. 皮肤　有第 12 胸神经、第 1 腰神经后支的皮支分布。

2. 皮下组织　内有第 12 胸神经、第 1 腰神经后支的皮支及伴行的动静脉。

3. 背阔肌腱膜、下后锯肌腱膜和胸腰筋膜浅层　三者往往融合在一起。背阔肌详见"膈俞"穴，下后锯肌详见"胆俞"穴，胸腰筋膜详见"定喘"穴。

4. 竖脊肌　详见"定喘"穴。

竖脊肌深面的结构由浅入深依次为肋间外肌、肋间内膜、胸内筋膜、肋胸膜、胸膜腔和肺。

【针刺意外与预防】若直刺过深，针尖可经肋间隙进入胸腔，进而可刺中肺，引起气胸。若向外侧斜刺过深，针尖可经肋间隙进入肋膈隐窝内，进而可刺中肝、脾、肾。若施以大幅度提插、捻转手法，后果严重。

十七、命门 GV4

【所属经脉】督脉。

【体表定位】在腰部，第 2 腰椎棘突下凹陷中，后正中线上。

【操作方法】直刺 0.5～1 寸。

【临床主治】虚损腰痛，下肢痿痹，遗精，阳痿，早泄，月经不调，带下，遗尿，尿频，泄泻，小儿惊风。

【进针层次】图 6-12。

图 6-12　命门、肾俞、志室穴的断面解剖（水平切面）

1. 皮肤　有第 2 腰神经后支的皮支分布。

2. 皮下组织　内有第 2 腰神经后支的皮支。

3. 棘上韧带　详见"大椎"穴。

4. 棘间韧带　详见"大椎"穴。

5. 黄韧带　详见"大椎"穴。

【针刺意外与预防】若直刺过深，针尖可通过黄韧带、硬膜外隙、硬脊膜、脊髓蛛网膜，进入蛛网膜下隙。此处椎管内无脊髓，只有马尾神经，若刺中马尾，可出现下肢的强烈触电感。针刺时，一般以不刺入蛛网膜下隙为宜。

十八、肾俞 BL23

【所属经脉】足太阳膀胱经。

【体表定位】在腰部，第 2 腰椎棘突下，后正中线旁开 1.5 寸。

【操作方法】直刺 0.8～1 寸。

【临床主治】头晕，目昏，耳鸣，耳聋，腰膝酸软，遗精，阳痿，早泄，月经不调，带下，遗尿，水肿，小便不利，洞泄不化，咳喘少气。

【进针层次】图 6-12。

1. 皮肤　有第 2、第 3 腰神经后支的皮支分布。

2. 皮下组织 内有第 2、第 3 腰神经后支的皮支及伴行动静脉。

3. 背阔肌腱膜和胸腰筋膜浅层 两者往往融合在一起。背阔肌详见"膈俞"穴，胸腰筋膜详见"定喘"穴。

4. 竖脊肌 详见"定喘"穴。

竖脊肌深面的结构由浅入深依次为腰大肌、髂筋膜、肾旁脂体、肾筋膜、肾脂肪囊、肾纤维囊和肾。

【针刺意外与预防】若向外斜刺过深，可刺中肾，出现腰痛和尿血。

十九、志室 BL52

【所属经脉】足太阳膀胱经。

【体表定位】在腰部，第 2 腰椎棘突下，后正中线旁开 3 寸。

【操作方法】直刺 0.8 ～ 1 寸。

【临床主治】遗精，阳痿，月经不调，水肿，小便不利，腰脊强痛。

【进针层次】图 6-12。

1. 皮肤 有第 1、第 2 腰神经后支的皮支分布。

2. 皮下组织 内有第 1、第 2 腰神经后支的皮支及伴行的动静脉。

3. 背阔肌腱膜和胸腰筋膜浅层 两者往往融合在一起。背阔肌详见"膈俞"穴，胸腰筋膜详见"定喘"穴。

4. 竖脊肌 详见"定喘"穴。

5. 腰方肌 位于腹后壁脊柱两侧，其后方有竖脊肌，内侧有腰大肌，两者之间有胸腰筋膜中层。该肌起自髂嵴后部的内唇、髂腰韧带和下 3 ～ 4 个腰椎横突，肌束斜向内上方，止于第 12 肋骨内侧半下缘、上 4 个腰椎横突和第 12 胸椎体，由腰神经前支支配。

腰方肌深面的结构由浅入深依次为腰方筋膜、肾旁脂体、肾筋膜、肾脂肪囊、肾纤维囊和肾。

【针刺意外与预防】若直刺过深，可刺中肾，出现腰痛和尿血。

二十、腰阳关 GV3

【所属经脉】督脉。

【体表定位】在腰部，第 4 腰椎棘突下凹陷中，后正中线上。

【操作方法】直刺 0.5 ～ 1 寸。

【临床主治】腰骶疼痛，下肢痿痹，遗精，阳痿，月经不调，带下，便血。

【进针层次】图 6-13。

1. 皮肤 有第 4 腰神经后支的皮支分布。

2. 皮下组织 内有第 4 腰神经后支的皮支及伴行的动静脉。

3. 棘上韧带 详见"大椎"穴。

4. 棘间韧带 详见"大椎"穴。

5. 黄韧带 详见"大椎"穴。

【针刺意外与预防】详见"命门"穴。

下载 医开讲APP
扫描图片体验AR

1. 皮肤　　最长肌　　棘肌　　棘肌　　　髂肋肌　　2. 皮下组织

　　　　　　　　横突棘肌　　横突棘肌　　最长肌

腰眼（经外奇穴）　　大肠俞　　腰阳关（督脉）　　背阔肌腱膜　　腰眼（经外奇穴）

　　　　　　　（足太阳膀胱经）　　　　　大肠俞

　　　　　　　　　　　　　　　　　　（足太阳膀胱经）

图 6-13　腰阳关、大肠俞、腰眼穴的断面解剖（水平切面）

二十一、大肠俞 BL25

【所属经脉】足太阳膀胱经。

【体表定位】在腰部，第 4 腰椎棘突下，后正中线旁开 1.5 寸。

【操作方法】直刺 0.8 ～ 1 寸。

【临床主治】腰痛，腹痛，腹胀，肠鸣，泄泻，便秘，痢疾，脱江，痔疮。

【进针层次】图 6-13。

1. 皮肤　有第 3、第 4 腰神经后支的皮支分布。

2. 皮下组织　内有第 3、第 4 腰神经后支的皮支及伴行的动静脉。

3. 背阔肌腱膜和胸腰筋膜浅层　两者往往融合在一起。背阔肌详见"膈俞"穴，胸腰筋膜详见"定喘"穴。

4. 竖脊肌　详见"定喘"穴。

竖脊肌深面为横突棘肌。该肌由浅入深，又分为半棘肌、多裂肌和回旋肌。

二十二、膀胱俞 BL28

【所属经脉】足太阳膀胱经。

【体表定位】在骶部，平第 2 骶后孔，骶正中嵴旁开 1.5 寸。

【操作方法】直刺 0.8 ～ 1 寸。

【临床主治】小便不利，尿频，遗尿，遗精，腹痛，泄泻，便秘，腰骶痛。

【进针层次】图 6-14。

下载 医开讲APP
扫描图片体验AR

图 6-14 膀胱俞、次髎穴的断面解剖（水平切面）

1. 皮肤 有第 1、第 2 骶神经后支的皮支分布。

2. 皮下组织 内有第 1、第 2 骶神经后支的皮支及伴行的动静脉。

3. 臀大肌 是位于臀部的浅层肌，人类由于直立姿势的影响，大而肥厚，形成特有的臀部隆起。该肌起自髂骨翼外面、骶骨后面和骶结节韧带，肌束斜向下外，止于股骨臀肌粗隆和髂胫束，由臀下神经支配。

4. 背阔肌腱膜和胸腰筋膜浅层 两者往往融合在一起。背阔肌详见"膈俞"穴，胸腰筋膜详见"定喘"穴。

5. 竖脊肌 详见"定喘"穴。

竖脊肌深面为骶骨。

二十三、次髎 BL32

【所属经脉】足太阳膀胱经。

【体表定位】在骶部，正对第 2 骶后孔。

【操作方法】直刺 0.8 ～ 1 寸。

【临床主治】月经不调，痛经，带下，遗精，阳痿，疝气，小便不利，癃闭，腰骶痛，下肢痿痹。

【进针层次】图 6-14、图 6-15。

1. 皮肤 有臀中皮神经分布。

2. 皮下组织 内有臀中皮神经的分支。

3. 背阔肌腱膜和胸腰筋膜浅层 两者往往融合在一起。背阔肌详见"膈俞"穴，胸腰筋膜

NOTE

详见"定喘"穴。

4. 竖脊肌　详见"定喘"穴。

5. 第 2 骶后孔　若取穴准确，针正好可刺入该孔及孔内的第 2 骶神经后支。
若继续深刺，针尖可穿过骶后孔达骶前孔，刺中第 2 骶神经本干，产生强烈的触电感。

图 6-15　上髎、次髎、中髎、下髎、会阳穴的断面解剖（右侧，矢状切面）

第七章　上肢腧穴解剖

第一节　上肢概述

上肢 upper limb 与颈、胸和背部相连。由于人类的直立行走与劳动，促使上肢骨骼轻巧，关节囊薄而松弛，韧带相对薄弱，肌肉数目众多且形态细长，这些结构特点为人类上肢更为灵活的运动奠定了形态学基础。

一、境界与分区

（一）境界

上肢以三角肌前后缘上份与腋前后襞下缘中点的连线与胸、背部分界，以锁骨上缘外侧1/3 段和肩峰至第 7 颈椎棘突的连线与颈部分界。

（二）分区

按部位，上肢可分为肩部、臂部、肘部、前臂部、腕部和手部。其中，肩部和手部可分为三区，其余各部均分为前后两区。

二、表面解剖

（一）体表标志

1. 肩峰 acromion　位于肩胛冈的外侧端，是肩部的最高点，呈扁平的骨性突起。

2. 肩胛冈 spine of scapula　肩胛冈横列于肩胛骨后面，向外上方逐渐高起，移行为肩峰。在肩胛骨后面以肩胛冈为界分为上方的冈上窝和下方的冈下窝。冈下窝的中点为针灸"天宗"穴所在的位置。

3. 肱骨大小结节 greater and lesser tubercle of humerus　肱骨大结节位于肱骨上端的外侧，突出于肩峰的外下方，为肩部最外侧的骨性隆起。肱骨小结节在肩胛骨喙突的稍外方。两者之间为结节间沟，内有肱二头肌长头腱通过。肱骨大结节与肩峰之间为针灸"肩髃"穴所在的位置。

4. 三角肌 deltoid　从前、后、外侧包裹肩关节，使肩部呈圆形隆起。在肩关节脱位或三角肌萎缩时，可呈"方形肩"。三角肌止点处为针灸"臂臑"穴所在的位置。

5. 腋窝 axillary fossa　为胸部外侧与臂之间的凹陷，位于肩部的下方。当上肢下垂时，用手伸入腋窝可辨别其各壁及前后缘。腋窝中央为针灸"极泉"穴所在的位置。上肢下垂时，在腋窝前面，臂皮肤与胸部皮肤交点处为腋前襞；在腋窝后面，臂皮肤与背部皮肤交点处为腋后襞。腋前襞与肩髃连线的中点为针灸"肩前"穴所在的位置，腋后襞上 1 寸为针灸"肩贞"穴所在的位置。

6. 肱二头肌 biceps brachii 及肱二头肌内外侧沟 medial and lateral bicipital groove 肱二头肌是位于臂前面的肌性隆起，屈肘时更加明显，肌的两侧缘分别是肱二头肌内外侧沟。屈肘时，在肘窝内可摸到紧张的肱二头肌腱。肱二头肌腱的桡侧缘为针灸"尺泽"穴所在的位置，肱二头肌腱的尺侧缘为针灸"曲泽"穴所在的位置。

7. 肱三头肌 triceps brachii 当伸肘时，在三角肌后缘下方的一条纵行肌隆起为其长头，其外侧的隆起为外侧头，内下方的隆起为内侧头。

8. 三角肌粗隆 deltoid tuberosity 位于臂中部的外侧，是三角肌的止点，此处体表皮肤可见一小的凹陷。

9. 肱骨内外上髁 medial and lateral epicondyle of humerus 是肘部两侧最突出的骨性隆起。在内上髁的后下方有尺神经沟，内有尺神经通过。外上髁较内上髁略小，临床上网球肘患者此处疼痛。内上髁与尺骨鹰嘴之间为针灸"小海"穴所在的位置。

10. 尺骨鹰嘴 olecranon of ulna 为肘后明显的骨性突起。当肘关节屈伸时，可见其上下移动。

11. 桡骨头 head of radius 在肘后窝，肱骨外上髁的下方极易摸到。当前臂做旋前、旋后动作时，可清晰地感知桡骨头在旋转。

12. 肘窝 cubital fossa 是肘关节前方的一个三角形的凹窝。屈肘时，出现于肘窝处横行的皮肤皱纹为肘横纹。肘横纹外侧端与肱骨外上髁连线的中点为针灸"曲池"穴所在的位置，肘横纹内侧端与肱二头肌腱之间为针灸"少海"穴所在的位置。

13. 桡骨茎突 styloid process of radius 为桡骨远端外侧的骨性隆起。桡骨茎突上方，腕横纹上 1.5 寸为针灸"列缺"穴所在的位置。

14. 尺骨茎突 styloid process of ulna 位于尺骨头的内下方，比桡骨茎突高 1cm。掌心向胸时，尺骨茎突桡侧凹陷处为针灸"养老"穴所在的位置。

15. 腕掌侧肌腱 握拳屈腕时，在腕前区有 3 条纵行的肌腱隆起，正中是掌长肌腱，桡侧是桡侧腕屈肌腱，尺侧为尺侧腕屈肌腱。在桡侧腕屈肌腱与掌长肌腱之间可按压到正中神经。桡侧腕屈肌腱与掌长肌腱之间，腕横纹上 2 寸为针灸"内关"穴所在的位置。

16. 腕背侧肌腱 当腕和指背伸、拇指外展时，由桡侧向尺侧可摸到拇长展肌腱、拇短伸肌腱、拇长伸肌腱和 4 条指伸肌腱。指伸肌腱的尺侧缘为针灸"阳池"穴所在的位置，指伸肌腱的桡侧缘为针灸"中泉"穴所在的位置。

17. 鼻烟窝 anatomical snuffbox 是位于腕背外侧部的浅窝，在拇指充分外展、后伸时明显。其外侧界为拇长展肌腱和拇短伸肌腱，内侧界为拇长伸肌腱；窝底为手舟骨和大多角骨。窝内有桡动脉通过，可触及其搏动。拇长短伸肌腱之间凹陷处为针灸"阳溪"穴所在的位置。

18. 腕掌侧横纹 一般有 3 条，即腕近侧纹、腕中间纹和腕远侧纹。**腕近侧纹**约平尺骨头；**腕中间纹**不恒定；**腕远侧纹**较明显，其外侧端可摸到手舟骨，内侧端可摸到豌豆骨，中点深面是掌长肌腱。针灸取穴时，所指的腕横纹是腕远侧纹。腕横纹外侧端，桡动脉的桡侧为针灸"太渊"穴所在的位置；腕横纹内侧端，尺侧腕屈肌腱的桡侧为针灸"神门"穴所在的位置；腕横纹上，桡侧腕屈肌腱与掌长肌腱之间为针灸"大陵"穴所在的位置。

19. 鱼际 thenar、小鱼际 hypothenar 与掌心 center of palmar 鱼际为手掌桡侧的肌性隆

起，小鱼际为手掌尺侧的肌性隆起，两鱼际之间的凹陷部分称掌心。握拳时中指尖下，掌心处为针灸"劳宫"穴所在的位置。

20.手掌 在手掌上有 3 条掌横纹：**鱼际纹**斜行于鱼际的尺侧，近侧端常与腕远侧纹的中点相交，远侧端达第 2 掌指关节桡侧缘。**掌中纹**略斜行于掌中部，桡侧端与鱼际纹重叠。**掌远纹**自手掌尺侧缘横行向桡侧，稍弯向第 2 指蹼处，恰对第 3～5 掌指关节连线。

21.手指 手指掌面与手掌交点处及各指骨间关节处的皮肤皱纹称为**指掌侧横纹**。手指远端掌面为**指腹**，有丰富的神经末梢。指腹皮肤上有细密的沟、嵴，排列成弧形或旋涡状的皮纹，称为指纹。指纹的形状终生不变，个体差异明显，常作为个体鉴定的标志。指端的背面为**指甲**。指甲深面的真皮称为**甲床**。围绕甲根和甲体两侧的皮肤皱襞称为**甲廓**，常因损伤后感染引起甲沟炎。

（二）体表投影

1.腋动脉和肱动脉 上肢外展 90°，掌心向上，从锁骨中点至肱骨内外上髁前面连线中点远侧 2cm 处做一连线。该线以大圆肌下缘为界，以上部分为腋动脉的体表投影，以下部分为肱动脉的体表投影。于肱二头肌内侧沟可摸到肱动脉的搏动，在该处将肱动脉压向肱骨上，可使压迫点以下的上肢止血。

2.桡动脉和尺动脉 自肱骨内外上髁前面连线中点远侧 2cm 处至桡骨茎突内侧的连线，为桡动脉的体表投影。肱骨内上髁至豌豆骨桡侧缘的连线，下 2/3 段即为尺动脉下段的体表投影；肱骨内外上髁前面连线中点远侧 2cm 处至上述连线的上中 1/3 交界处的连线，为尺动脉上段的体表投影。在桡侧腕屈肌腱与桡骨茎突之间可摸到桡动脉的搏动。在腕掌侧横纹两端同时向深部压迫，可压住桡动脉、尺动脉，使手部止血。

3.掌浅弓和掌深弓 掌浅弓相当于握拳时中指所指的水平，而掌深弓则约在其深面近侧 1.5cm 处。

4.指掌侧固有动脉 位于手指掌侧面的两缘，在指末端相互吻合。在手指根部两侧压向指骨，可使手指止血。

5.臂丛 位于锁骨下动脉的上后方，与其共同穿过斜角肌间隙，在腋窝内臂丛的内侧束、外侧束和后束围绕腋动脉周围排列。

6.尺神经 自腋窝顶至尺神经沟，再至豌豆骨外侧缘的连线。

7.正中神经 在臂部与肱动脉伴行，在前臂为肱骨内上髁与肱二头肌腱连线的中点至腕远侧纹中点稍外侧的连线。

8.桡神经及其浅支、深支 自腋后襞下缘外侧端与臂交接处起，向下斜过肱骨后面，再至肱骨外上髁的连线为桡神经干的体表投影。肱骨外上髁至桡骨茎突的连线为桡神经浅支的体表投影，肱骨外上髁至前臂后面中线的中下 1/3 交界处的连线为桡神经深支的体表投影。

第二节　上肢应用解剖

一、肩部

（一）腋区

腋区位于肩关节的下方，臂上段内侧与胸外侧壁上部之间。当上肢外展时，出现穹顶状的皮肤凹陷，其深面为腋窝。

1.腋窝的构成　腋窝位于肩关节下方，为四面锥体形，由一顶、一底和四壁构成。顶：为腋窝上口，向上内与颈根部相通，由第 1 肋、锁骨中 1/3 段和肩胛骨上缘围成。底：朝向下方，被皮肤、浅筋膜和腋筋膜所封闭，皮肤借纤维隔与腋筋膜相连。前壁：由胸大肌、胸小肌、锁骨下肌和锁胸筋膜构成。后壁：由肩胛骨、肩胛下肌、大圆肌和背阔肌构成。由于肱三头肌长头在小圆肌和大圆肌之间穿过，所以在腋窝后壁上形成 2 个肌间隙。内侧者称为**三边孔**，其上界为小圆肌，下界为大圆肌，外侧界为肱三头肌长头，内有旋肩胛血管通过。外侧者称为**四边孔**，其上界为小圆肌，下界为大圆肌，内侧界为肱三头肌长头，外侧界为肱骨外科颈，内有腋神经和旋肱后血管通过。内侧壁：由前锯肌、上 4 个肋骨和肋间肌构成。外侧壁：由肱骨结节间沟、肱二头肌长短头和喙肱肌构成。

2.腋窝的内容　腋窝内除大量脂肪和疏松结缔组织外，主要有腋动脉及其分支、腋静脉及其属支、臂丛及其分支、腋淋巴结。

（1）腋动脉　自第 1 肋外缘接续锁骨下动脉，沿喙肱肌内侧缘行走，至大圆肌下缘移行为肱动脉。腋动脉以胸小肌为标志可分为 3 段：第 1 段位于第 1 肋外缘与胸小肌上缘之间，其分支有胸上动脉和胸肩峰动脉。第 2 段位于胸小肌后方，分支有胸外侧动脉。第 3 段位于胸小肌下缘和大圆肌下缘之间，主要分支有肩胛下动脉（又分为旋肩胛动脉和胸背动脉）、旋肱前动脉和旋肱后动脉。

（2）腋静脉　通常是在大圆肌下缘由肱静脉延续而来，至第 1 肋外缘改名为锁骨下静脉。腋静脉在腋窝始终位于腋动脉的前内侧，除在近侧端接受头静脉外，其它属支基本上与腋动脉分支相同。

（3）臂丛　位于腋窝内的是臂丛的锁骨下部，围绕腋动脉周围，形成内外侧束和后束。外侧束主要有胸外侧神经、肌皮神经和正中神经外根。内侧束主要有胸内侧神经、臂内侧皮神经、前臂内侧皮神经、尺神经、正中神经内侧根。后束主要有肩胛下神经、胸背神经、桡神经和腋神经。

（4）腋淋巴结　在腋窝的疏松结缔组织内，有 10～20 个淋巴结，依其位置可分为外侧淋巴结、胸肌淋巴结、肩胛下淋巴结、中央淋巴结和尖淋巴结五群。

（二）三角肌区

三角肌区是指三角肌所覆盖的区域。此区皮肤较厚，浅筋膜较致密，脂肪组织较少。臂外侧上皮神经从三角肌后缘浅出，分布于该区皮肤。三角肌呈三角形，从前方、后方和外侧包绕肩关节，使肩部呈圆隆状。三角肌深面与肱骨大结节之间有一滑膜囊，称为三角肌下囊，可与肩峰下囊相通。腋神经支配三角肌和小圆肌。

（三）肩胛区

肩胛区是指肩胛骨后面的区域。此区皮肤较厚，与致密的浅筋膜紧密相连。覆盖于冈上肌、冈下肌表面的深筋膜比较发达，分别称为冈上筋膜和冈下筋膜。肩胛区深层结构如下：

1.肌层　肩胛骨后面的肌有斜方肌、冈上肌、冈下肌、小圆肌和大圆肌。

2.肌腱袖　冈上肌、冈下肌、小圆肌和肩胛下肌的肌腱经过肩关节上、后、前方时，与关节囊愈着，围绕肩关节形成一接近环形的腱板，称为肌腱袖。

3.肩峰下囊　为位于肩峰与冈上肌腱之间的滑膜囊。

4.血管和神经　肩胛上动脉是来自甲状颈干的分支，经肩胛上横韧带的上方进入冈上窝，绕肩胛颈进入冈下窝，其分支营养冈上肌和冈下肌等。肩胛上静脉与同名动脉伴行。肩胛上神经起自臂丛锁骨上部，经肩胛上横韧带的下方进入冈上窝，与肩胛上血管伴行进入冈下窝，支配冈上肌和冈下肌。

二、臂部

臂部位于肩部与肘部之间，上界为腋前后襞外侧端在臂部的连线，下界为通过肱骨内外上髁连线近侧两横指的环形线。借肱骨和臂内外侧肌间隔分为臂前区和臂后区。

（一）臂前区

1.浅层结构　此区皮肤较薄，移动性较大，浅筋膜含脂肪组织较少，故薄而松弛。该区浅筋膜内有肋间臂神经、臂内侧皮神经、头静脉和贵要静脉分布。

2.深层结构

（1）深筋膜　臂部的深筋膜称为臂筋膜。

（2）臂前群肌　包括肱二头肌、喙肱肌和肱肌。

（3）血管和神经　肱二头肌内侧沟有肱动脉、肱静脉、正中神经、尺神经、臂内侧皮神经和前臂内侧皮神经。肌皮神经起自臂丛外侧束，穿过喙肱肌至肱二头肌深面与肱肌之间，其肌支支配上述三肌；其终支在肘窝外上方肱二头肌外侧沟下部浅出，称为前臂外侧皮神经。

（二）臂后区

1.浅层结构　此区皮肤较厚，浅筋膜较致密，内有臂外侧上皮神经、臂外侧下皮神经和臂后皮神经分布以及前臂后皮神经通过。

2.深层结构

（1）深筋膜　臂后区的深筋膜较臂前区发达，厚而坚韧。

（2）臂后群肌　主要为肱三头肌。

（3）桡血管神经束　由桡神经和肱深血管组成，行于肱骨肌管内。肱三头肌的长头及内外侧头与肱骨的桡神经沟形成一个绕肱骨中部后面的管道，称为肱骨肌管。

（4）尺神经　与尺侧上副动脉伴行，自臂内侧肌间隔穿出后，沿肱三头肌内侧头前面下行至肘后区的尺神经沟内。

三、肘部

肘部位于臂部与前臂部之间，以肱骨内外上髁连线上下各两横指的环形线为其上界和下界。通过肱骨内外上髁的冠状面将肘部分为肘前区和肘后区。

（一）肘前区

1. 浅层结构　此区皮肤薄而柔软，有一定的移动性。浅筋膜为疏松结缔组织，含脂肪组织较少。该区外侧的浅筋膜内有头静脉和前臂外侧皮神经分布，内侧有贵要静脉和前臂内侧皮神经分布，中间有肘正中静脉或前臂正中静脉分布。

2. 深层结构

（1）深筋膜　肘前区的深筋膜称为肘筋膜。

（2）肱二头肌腱膜　从肱二头肌腱内侧离开，斜向内下，移行于前臂深筋膜。

（3）肘窝　是肘前区的三角形凹陷，尖端朝向上肢远端。其上界为肱骨内外上髁的连线，下内侧界为旋前圆肌，下外侧界为肱桡肌。顶由浅入深依次为皮肤、浅筋膜、肘筋膜和肱二头肌腱膜，底由肱肌、旋后肌和肘关节囊构成。肱二头肌腱位于肘窝正中，是肘窝内的中心标志。其内侧有肱动脉及 2 条伴行的肱静脉，再内侧为正中神经；其外侧有前臂外侧皮神经、桡神经及其分支。

（二）肘后区

1. 浅层结构　此区皮肤较厚而松弛，移动性较大，浅筋膜不甚发达。

2. 深层结构　肱三头肌以扁腱止于尺骨鹰嘴。尺神经行于肱骨内上髁后下方的尺神经沟内，临床上把此处称为肘管。

四、前臂部

前臂部位于肘部与腕部之间，上界为肘部的下界，下界为桡、尺骨茎突连线近侧两横指的环形线。以桡骨、尺骨和前臂骨间膜为界分为前臂前区和前臂后区。

（一）前臂前区

1. 浅层结构　此区皮肤较薄，移动性较大。浅筋膜内有头静脉、贵要静脉、前臂正中静脉、前臂外侧皮神经、前臂内侧皮神经等分布。

2. 深层结构

（1）深筋膜　前臂的深筋膜称为前臂筋膜。

（2）前臂前群肌　共 9 块，分四层。第 1 层：从桡侧向尺侧依次为肱桡肌、旋前圆肌、桡侧腕屈肌、掌长肌和尺侧腕屈肌；第 2 层：指浅屈肌；第 3 层：桡侧为拇长屈肌，尺侧为指深屈肌；第 4 层：旋前方肌。

（3）血管神经束　共有 4 个，包括桡血管神经束、尺血管神经束、正中血管神经束和骨间前血管神经束。

（二）前臂后区

1. 浅层结构　此区皮肤较厚，移动性小。浅筋膜内有头静脉和贵要静脉的属支以及前臂后皮神经分布。

2.深层结构

（1）深筋膜　此区的深筋膜较前臂前区厚而坚韧。

（2）前臂后群肌　共11块，分浅深两层。浅层：从桡侧向尺侧依次为桡侧腕长伸肌、桡侧腕短伸肌、指伸肌、小指伸肌、尺侧腕伸肌和肘肌；深层：自桡侧向尺侧依次为旋后肌、拇长展肌、拇短伸肌、拇长伸肌和示指伸肌。

（3）骨间后血管神经束　由骨间后血管和神经组成。

五、腕部

腕部位于前臂部与手部之间，以桡、尺骨茎突连线上下各两横指的环形线为其上界和下界。通过桡、尺骨茎突的冠状面将腕部分为腕前区和腕后区。

（一）腕前区

1.浅层结构　此区皮肤薄而柔软，移动性较大。浅筋膜内有前臂内外侧皮神经的分支分布。

2.深层结构

（1）深筋膜　为前臂深筋膜在腕前区的延续，可分为浅深两层：浅层为腕掌侧韧带，深层为屈肌支持带。

（2）骨筋膜鞘　**腕尺侧管**由腕掌侧韧带的远侧部与屈肌支持带的尺侧端共同围成，内有尺动静脉和尺神经通过。**腕管**由屈肌支持带和腕骨沟共同围成，内有指浅屈肌腱、指深屈肌腱及其屈肌总腱鞘、拇长屈肌腱及其腱鞘和正中神经通过。屈肌支持带的桡侧端分两层，分别附着于手舟骨结节和大多角骨结节，其间的间隙称为**腕桡侧管**，内有桡侧腕屈肌腱及其腱鞘通过。

（二）腕后区

1.浅层结构　此区皮肤较腕前区厚。浅筋膜薄而松弛，内有桡神经浅支、尺神经手背支、头静脉和贵要静脉的起始端。

2.深层结构

（1）伸肌支持带　由腕后区深筋膜增厚形成。此韧带向深面发出5个纤维隔，形成6个骨纤维管。从桡侧向尺侧各骨纤维管通过的肌腱依次是：①拇长展肌腱和拇短伸肌腱及其腱鞘；②桡侧腕长短伸肌腱及其腱鞘；③拇长伸肌腱及其腱鞘；④指伸肌腱和示指伸肌腱及其腱鞘；⑤小指伸肌腱及其腱鞘；⑥尺侧腕伸肌腱及其腱鞘。

（2）鼻烟窝　其桡侧界为拇长展肌腱和拇短伸肌腱，尺侧界为拇长伸肌腱，近侧界为桡骨茎突，窝底为手舟骨和大多角骨，内有桡动脉通过。

六、手部

手部是指腕部以远的部位，包括前面的手掌、后面的手背和远端的手指三部分。

（一）手掌

1.浅层结构　手掌皮肤厚而坚韧，角质层较厚，缺乏弹性和移动性，无毛囊和皮脂腺，但有丰富的汗腺。在鱼际和小鱼际处较疏松；在掌心部非常致密，有许多纤维隔穿行，将皮肤与掌腱膜紧密连接，并将浅筋膜分隔成无数小格，浅血管、浅淋巴管和皮神经穿行其间。

2. 深层结构

（1）深筋膜　分为浅深两层。浅层为覆盖于鱼际肌、小鱼际肌和掌心指屈肌腱浅面的致密结缔组织膜，此膜可分为鱼际筋膜、掌腱膜和小鱼际筋膜三部分。深层包括骨间掌侧筋膜和拇收肌筋膜，较浅层薄弱。

（2）手肌　分为外侧群、中间群和内侧群三群。

（3）血管　手的血液供应来自桡动脉和尺动脉的分支，两动脉的分支彼此吻合成掌浅弓和掌深弓。

（4）神经　分布于手掌的神经是尺神经、正中神经及其分支。

（二）手背

1. 浅层结构　手背皮肤薄而柔软，富有弹性，移动性大，有毛囊和皮脂腺。浅筋膜薄而松弛，内有手背静脉网、桡神经浅支和尺神经手背支分布。

2. 深层结构

（1）手背筋膜　为手背的深筋膜，分为浅深两层。浅层：为伸肌支持带的延续，与指伸肌腱结合形成手背腱膜。深层：覆盖于第 2～5 掌骨和第 2～4 骨间背侧肌的背面，称为骨间背侧筋膜。

（2）伸指肌腱　包括拇短伸肌腱、拇长伸肌腱、指伸肌腱、示指伸肌腱和小指伸肌腱。

（三）手指

1. 浅层结构　手指掌侧的皮肤较背侧厚，富有汗腺，但无皮脂腺。手指掌侧的浅筋膜较厚，在指端脂肪组织常聚集成球状，存在于许多纤维隔之间。各手指均有两条指掌侧固有动脉和两条指背动脉，并分别与同名神经伴行。

2. 深层结构

（1）指屈肌腱　包括拇长短屈肌腱以及指浅深屈肌腱，它们行于各指的指腱鞘内。

（2）指背腱膜　指伸肌腱越过掌骨头后向两侧扩展，包绕掌骨头和近节指骨的背面，形成指背腱膜。

第三节　上肢腧穴解剖结构

一、肩井 GB21

【所属经脉】足少阳胆经。

【体表定位】在肩胛区，第 7 颈椎棘突与肩峰最外侧点连线的中点。

【操作方法】直刺 0.3～0.5 寸。

【临床主治】颈项强痛，上肢不遂，乳汁不下，乳痈，瘰疬。

【进针层次】图 7-1。

1. 皮肤　有锁骨上神经分布。

2. 皮下组织　内有锁骨上神经的分支、颈浅动脉的分支和颈浅静脉的属支。

下载 医开讲APP
扫描图片体验AR

图 7-1 肩井穴的断面解剖（右侧，矢状切面）

3. 斜方肌 详见"风府"穴。

4. 颈横动静脉浅支 颈横动脉多数起自甲状颈干，向外经前斜角肌和膈神经的前方，颈内静脉和胸锁乳突肌的后方，通过颈外侧三角的下部，至肩胛提肌的外缘处分为浅深两支。浅支又称颈浅动脉，向后外至斜方肌前缘，分布于斜方肌、肩胛提肌、夹肌等；深支又称为肩胛背动脉，经肩胛提肌深面至肩胛骨内侧角，与肩胛背神经伴行，在菱形肌深面下行，分布于背肌和肩带肌，并参与形成肩胛动脉网。颈横静脉浅支与同名动脉伴行。

5. 前锯肌 详见"大包"穴。

在前锯肌的深面，由浅入深依次为肋间外肌、肋间内肌、胸内筋膜、壁胸膜、胸膜腔和肺。

【针刺意外与预防】若朝前下方针刺过深，针尖可穿过第 1 肋间隙进入胸膜腔，进而刺中肺上叶，引起气胸。因此，应严格掌握进针方向及深度。

二、巨骨 LI16

【所属经脉】手阳明大肠经。

【体表定位】在肩胛区，锁骨肩峰端与肩胛冈之间凹陷中。

【操作方法】直刺 0.5 ～ 1 寸。

【临床主治】肩臂痛，瘰疬，瘿气。

【进针层次】图 7-2。

1. 皮肤 有锁骨上神经分布。

2. 皮下组织 内有锁骨上神经的分支、颈浅动脉的分支和颈浅静脉的属支。

3. 肩锁韧带 为肩关节囊上部增厚的部分，呈长方形，连接锁骨肩峰端与肩胛骨肩峰的上面之间。

NOTE

4. 冈上肌　位于斜方肌的深面，肩胛骨冈上窝内。该肌起自肩胛骨冈上窝，肌束斜向外上方，经肩峰和喙肩韧带的深面，跨过肩关节囊的上方，止于肱骨大结节上部，并与肩关节囊愈着，由肩胛上神经支配。

图 7-2　巨骨穴的断面解剖（右侧，矢状切面）

三、天宗 SI11

【**所属经脉**】手太阳小肠经。

【**体表定位**】在肩胛区，肩胛冈中点与肩胛骨下角连线的上 1/3 与下 2/3 交点处。

【**操作方法**】直刺或向四周斜刺 0.5～1 寸。

【**临床主治**】肩胛疼痛，乳痈，气喘。

【**进针层次**】图 7-3。

1. 皮肤　有第 3～5 胸神经后支的皮支分布。

2. 皮下组织　内有上述皮神经的分支。

3. 斜方肌　详见"风府"穴。

4. 冈下肌　位于肩胛骨冈下窝内，大部分被斜方肌与三角肌遮盖。该肌起自肩胛骨冈下窝，肌束向外跨过肩关节囊的后方，止于肱骨大结节中部，并与肩关节囊愈着，由肩胛上神经支配。

【**针刺意外与预防**】该穴的深面为冈下窝的骨面，有相当一部分人，特别是老年人冈下窝的骨质薄弱，甚至中央有孔。在这种情况下，若针刺过深时，针尖可穿过冈下窝，再经肩胛下肌、前锯肌、肋间隙进入胸膜腔，进而刺中肺，引起气胸。

下载 医开讲APP
扫描图片体验AR

图 7–3　天宗穴的断面解剖（右侧，矢状切面）

四、肩髃 LI15

【所属经脉】手阳明大肠经。

【体表定位】在三角肌区，当肩峰外侧缘前端与肱骨大结节之间的凹陷中。

【操作方法】直刺或向下斜刺 0.8 ～ 1.5 寸。

【临床主治】上肢不遂，肩痛不举，瘾疹。

【进针层次】图 7–4。

图 7–4　肩髃穴的断面解剖（右侧，矢状切面）

1. 皮肤　有锁骨上神经分布。

2. 皮下组织　内有锁骨上神经的分支。

3. 三角肌　是位于肩部的浅层肌。该肌起自锁骨外侧 1/3、肩峰和肩胛冈，肌束逐渐向外下方集中，止于肱骨体外侧面的三角肌粗隆，由腋神经支配。

4. 三角肌下囊　为三角肌深面与肱骨大结节之间的滑膜囊，常与肩峰下囊（为肩峰下方与冈上肌之间的滑膜囊）相通。三角肌下囊和肩峰下囊肿胀时，均可产生肩周炎症状。

5. 冈上肌腱　冈上肌详见"巨骨"穴。

五、肩髎 TE14

【所属经脉】手少阳三焦经。

【体表定位】在三角肌区，肩峰外侧缘后端与肱骨大结节之间的凹陷中；或肩髃穴后 1 寸处。

【操作方法】直刺 0.8～1.2 寸。

【临床主治】肩臂痛，肩重不能举，中风瘫痪，瘾疹。

【进针层次】图 7-5。

1. 皮肤　有锁骨上神经分布。

2. 皮下组织　内有锁骨上神经的分支。

3. 三角肌　详见"肩髃"穴。

4. 小圆肌　位于冈下肌的下方，大部分被三角肌遮盖。该肌起自肩胛骨外侧缘上 2/3 的后面，肌束向外上跨过肩关节囊的后方，以扁腱止于肱骨大结节下部，并与肩关节囊愈着，由腋神经支配。

5. 腋神经和旋肱后动静脉　腋神经为臂丛后束的分支，旋肱后动脉为腋动脉的分支，旋肱后静脉为腋静脉的属支。这些血管和神经均通过四边孔，该孔由大圆肌、小圆肌、肱三头肌长头和肱骨外科颈围成。

6. 大圆肌　位于小圆肌的下方，下缘被背阔肌上缘遮盖。该肌起自肩胛骨下角的后面，肌束向上外方集中，经过肱三头肌长头的前面，移行于扁腱，于背阔肌腱的下方，止于肱骨小结节嵴，由肩胛下神经支配。

7. 背阔肌腱　背阔肌详见"膈俞"穴。

图 7-5　肩髎穴的断面解剖（右侧，矢状切面）

【针刺意外与预防】若直刺过深，针尖可进入腋窝，进而可刺中腋窝内的腋动静脉；若大幅度提插和捻转，可引造成大的血肿。

六、极泉 HT1

【所属经脉】手少阴心经。

【体表定位】在腋区，腋窝中央，腋动脉搏动处。

【操作方法】臂外展，避开腋动脉，直刺或斜刺 0.5 ～ 0.8 寸。

【临床主治】心痛，心悸，胸闷，气短，胁肋疼痛，肩臂疼痛，上肢不遂，腋臭，瘰疬。

【进针层次】图 7-6。

图 7-6　极泉穴的断面解剖（右侧，矢状切面）

1. 皮肤　有肋间臂神经分布。该神经为第 2 肋间神经外侧皮支。

2. 皮下组织　内有肋间臂神经的分支。

3. 臂丛和腋动、静脉　臂丛在腋窝内，围绕腋动脉，并形成内侧束、外侧束和后束，由束再发出分支。内侧束发出的有臂内侧皮神经、前臂内侧皮神经、胸内侧神经、尺神经和正中神经内侧根，外侧束发出的有胸外侧神经、正中神经外侧根和肌皮神经，后束发出的有桡神经、胸背神经、腋神经和肩胛下神经。腋动脉为锁骨下动脉横过第 1 肋外缘延续而来的，主要分支有胸上动脉、胸肩峰动脉、胸外侧动脉、肩胛下动脉、旋肱前动脉和旋肱后动脉。腋静脉较粗大，与腋动脉、臂丛一起位于腋鞘内，居于腋动脉内侧，接受上肢深浅静脉的血液，在第 1 肋外缘处移行为锁骨下静脉。

4. 背阔肌腱　背阔肌详见"膈俞"穴。

5. 大圆肌　详见"肩髎"穴。

【针刺意外与预防】进针时要注意避开腋动脉，押手扪住搏动的腋动脉，在指尖引导下，刺手于动脉的后缘处进针。针刺入腋窝后，不宜大幅度提插，否则可能刺破腋血管，造成大的血肿。

七、臑俞 SI10

【所属经脉】手太阳小肠经

【体表定位】在肩胛区，腋后纹头直上，肩胛冈下缘处。

【操作方法】向前直刺 1 ～ 1.2 寸。

【临床主治】肩臂疼痛，瘰疬。

【进针层次】图 7-7。

图 7-7　臑俞穴的断面解剖（右侧，矢状切面）

1. 皮肤　有锁骨上神经分布。

2. 皮下组织　内有锁骨上神经的分支通过。

3. 三角肌　详见"肩髃"穴。

4. 冈下肌　详见"天宗"穴。

若继续深刺，针尖可达肩关节囊后壁，进而可穿过关节囊进入关节腔内，刺及肱骨头骨面。

八、臂臑 LI14

【所属经脉】手阳明大肠经。

【体表定位】在臂部，曲池穴与肩髃穴连线上，曲池穴上 7 寸处，相当于三角肌下端。

【操作方法】直刺或向上斜刺 0.8 ～ 1.5 寸。

【临床主治】肩臂痛，瘰疬，目疾。

【进针层次】图 7-8。

1. 皮肤　有臂外侧上皮神经分布。该神经为腋神经的分支。

2. 皮下组织　内有臂外侧上皮神经的分支。

3. 三角肌　详见"肩髃"穴。

若沿肱骨前缘斜刺时，针尖可刺入肱二头肌长头；若沿肱骨后缘斜刺时，针尖可刺入肱三头肌外侧头；若向上斜刺时，针尖刺入三角肌的部位较直刺法位置高。

图 7-8　臂臑穴的断面解剖（右侧，横切面）

九、曲池 LI11

【所属经脉】手阳明大肠经。

【体表定位】在肘区，屈肘，肱骨外上髁与肘横纹桡侧端连线的中点。

【操作方法】直刺 0.8 ～ 1.2 寸。

【临床主治】热病，咽喉肿痛，齿痛，目赤肿痛，头痛，眩晕，上肢不遂，手臂肿痛，瘰疬，瘾疹，腹胀，吐泻，癫狂。

【进针层次】图 7-9。

图 7-9　曲池穴的断面解剖（右侧，横切面）

下载 医开讲APP
扫描图片体验AR

1. 皮肤　有前臂后皮神经分布。该神经为桡神经的分支。

2. 皮下组织　内有前臂后皮神经的分支。

3. 桡侧腕长短伸肌　桡侧腕长伸肌是位于前臂后面桡侧缘的浅层肌，起自肱骨外上髁（肱桡肌起点的下方），肌束向下移行于长腱；该腱自上而下位于拇长展肌腱、拇短伸肌腱和拇长伸肌腱的深面，并与之交叉，经腕背侧韧带的深面至手背，止于第 2 掌骨底的后面。桡侧腕短伸肌位于桡侧腕长伸肌的深面，起自肱骨外上髁，肌束向下移行于长而扁的腱，经腕背侧韧带的深面至手背，止于第 3 掌骨底的后面。两肌均由桡神经支配。

4. 肱桡肌　是位于前臂前面桡侧缘的浅层肌。该肌起自肱骨外上髁上方，止于桡骨茎突，由桡神经支配。

5. 桡神经及桡侧副动静脉前支　桡神经发自臂丛后束，先位于腋动脉的后方，伴肱深动脉向下外行，经肱三头肌长头与内侧头之间，继而沿桡神经沟绕肱骨中段后面向下外行，至肱骨外上髁前方分为浅、深两终支。桡侧副动脉为肱深动脉的终支之一，在肘关节附近分前后两支参与肘关节网的构成。桡侧副静脉前支与同名动脉伴行。

6. 肱肌　位于臂前面的下半部，肱二头肌的深面。该肌起自肱骨前面下 1/2，以短腱止于尺骨粗隆，由肌皮神经支配。

十、尺泽 LU5

【所属经脉】手太阴肺经。

【体表定位】在肘前区，肘横纹上，肱二头肌腱桡侧缘凹陷中。

【操作方法】直刺 0.5 ～ 0.8 寸，或点刺出血。

【临床主治】咳嗽，气喘，咳血，咽喉肿痛，肘臂挛痛，吐泻，小儿惊风。

【进针层次】图 7-10。

图 7-10　尺泽穴的断面解剖（右侧，横切面）

1. 皮肤　有前臂外侧皮神经分布。该神经为肌皮神经的皮支。

2. 皮下组织　内有前臂外侧皮神经的分支。

3. 肱桡肌　详见"曲池"穴。

4. 桡神经及桡侧副动静脉前支　详见"曲池"穴。

5. 肱肌　详见"曲池"穴。

十一、曲泽 PC3

【所属经脉】手厥阴心包经。

【体表定位】在肘前区，肘横纹上，肱二头肌腱尺侧缘凹陷中。

【操作方法】避开肱动脉，直刺 1 ～ 1.5 寸，或点刺出血。

【临床主治】心痛，心悸，善惊，胃痛，呕吐，泄泻，热病，中暑，肘臂挛痛。

【进针层次】图 7-11。

图 7-11　曲泽穴的断面解剖（右侧，横切面）

1. 皮肤　有前臂内侧皮神经分布。该神经为臂丛内侧束的分支。

2. 皮下组织　内有前臂内侧皮神经的分支。

3. 正中神经及肱动静脉　均位于进针部位的内侧。正中神经由臂丛内外侧束发出的两根合成，沿肱二头肌内侧沟下行至肘窝，从肘窝向下穿旋前圆肌和指浅屈肌腱弓，继续行于前臂的正中，在前臂中 1/3 位于前臂浅深层肌之间，在前臂下 1/3 位于桡侧腕屈肌腱和掌长肌腱之间，经屈肌支持带深面的腕管入手掌。肱动脉在大圆肌下缘续于腋动脉，与正中神经伴行，沿肱二头肌内侧沟下行至肘窝，通常在平桡骨颈处分为桡动脉和尺动脉。肱静脉与肱动脉伴行，向上延伸为腋静脉。

4. 肱肌　详见"曲池"穴。

【针刺意外与预防】该穴的深面有肱动静脉，在肱二头肌腱内侧缘可触及该动脉的搏动。针刺时，医者押手拇指按压该动脉，拇指甲放置于肱二头肌腱内侧缘处，然后沿拇指甲边缘进针，以避开动脉，否则易刺中血管，导致出血。

十二、少海 HT3

【所属经脉】手少阴心经。

【体表定位】在肘前区，肘横纹上，肱骨内上髁与肘横纹内侧端连线的中点。

【操作方法】直刺 0.5 ～ 1 寸。

【临床主治】头痛，痫证，心痛，腋胁痛，齿痛。

【进针层次】图 7-12。

图 7-12   少海穴的断面解剖（右侧，横切面）

1. 皮肤   有前臂内侧皮神经分布。

2. 皮下组织   内有前臂内侧皮神经的分支和贵要静脉通过。

3. 旋前圆肌   是位于前臂前面上部的浅层肌，为圆锥状长肌。该肌起点有肱头和尺头，肱头起自肱骨内上髁、臂内侧肌间隔和前臂深筋膜，尺头起自尺骨冠突，止于桡骨中 1/3 的后面和外侧面，由正中神经支配。

4. 正中神经及尺侧返动静脉   均位于进针部位的桡侧。正中神经详见"曲泽"穴。尺侧返动脉为尺动脉的分支，参与肘关节网的构成。尺侧返静脉与尺侧返动脉伴行，为尺静脉的属支。

5. 肱肌   详见"曲池"穴。

十三、小海 SI8

【所属经脉】手太阳小肠经。

【体表定位】在肘后区，尺骨鹰嘴与肱骨内上髁之间凹陷中。

【操作方法】直刺 0.3 ～ 0.5 寸。

【临床主治】肘臂挛痛，癫痫。

【进针层次】图 7-13。

1. 皮肤   有前臂内侧皮神经和臂内侧皮神经分布，均为臂丛内侧束的分支。

2. 皮下组织   内有前臂内侧皮神经和臂内侧皮神经的分支。

3. 尺神经及尺侧上副动静脉   尺神经发自臂丛内侧束，位于腋动静脉之间，下行于肱二头肌内侧沟，从尺侧腕屈肌两头之间进入前臂前区，与尺动静脉伴行，最后经腕尺侧管入手掌。尺侧上副动脉与尺神经伴行，起自肱动脉，在肱骨内上髁的后方与尺侧返动脉的后支吻合，参与肘关节动脉网的构成。尺侧上副静脉与尺侧上副动脉伴行，是肱静脉的属支。

图 7-13 小海穴的断面解剖（右侧，横切面）

十四、手三里 LI10

【所属经脉】手阳明大肠经。

【体表定位】在前臂，肘横纹下 2 寸，阳溪与曲池的连线上。

【操作方法】直刺 0.8 ～ 1.2 寸。

【临床主治】肩臂痛麻，上肢不遂，腹痛，腹泻，齿痛，颊肿。

【进针层次】图 7-14。

图 7-14 手三里穴的断面解剖（右侧，横切面）

1. 皮肤 有前臂外侧皮神经分布。

2. 皮下组织 内有前臂外侧皮神经的分支和头静脉。

3. 桡侧腕长伸肌 详见"曲池"穴。

4. 桡侧腕短伸肌 详见"曲池"穴。

5. 指伸肌 是位于前臂后面的浅层肌，其外侧为桡侧腕长短伸肌，内侧为小指伸肌和尺侧腕伸肌。该肌起自肱骨外上髁，肌纤维向下分为 4 个长腱，经腕背侧韧带的深面至手背，分别

NOTE

止于第 2～5 指中节和远节指骨底的后面，由桡神经支配。

6. 旋后肌和桡神经深支　旋后肌位于前臂后面上方，紧贴桡骨上 1/3。该肌起自肱骨外上髁和尺骨旋后肌嵴，止于桡骨上 1/3 的前面，由桡神经支配。桡神经深支为桡神经在肱骨外上髁前方的终支之一，经桡骨颈外侧穿旋后肌至前臂后面，改名为骨间后神经。

十五、孔最 LU6

【所属经脉】手太阴肺经。

【体表定位】在前臂前区，腕横纹上 7 寸，当尺泽与太渊穴的连线上。

【操作方法】直刺 0.5～0.8 寸。

【临床主治】咳嗽，气喘，咽喉肿痛，肘臂挛痛，热病无汗，头痛，痔疮。

【进针层次】图 7-15。

图 7-15　孔最穴的断面解剖（右侧，横切面）

1. 皮肤　有前臂外侧皮神经分布。

2. 皮下组织　内有前臂外侧皮神经的分支、桡神经浅支和头静脉的属支。

3. 肱桡肌　详见"曲池"穴。

4. 桡侧腕屈肌　是位于前臂前面中部的浅层肌，起自肱骨内上髁，肌束斜向外下方，移行于细长的肌腱，穿经腕桡侧管，沿大多角骨沟至手掌，止于第 2 掌骨底的前面。

5. 桡神经浅支及桡动静脉　桡神经浅支为桡神经在肱骨外上髁前方的终支之一，沿肱桡肌深面、桡动脉的外侧下行，在前臂下 1/3 转至手背。桡动脉在平桡骨颈处由肱动脉分出，先经肱桡肌与旋前圆肌之间下行，继而在肱桡肌腱与桡侧腕屈肌腱之间下行，经桡骨茎突至手背，然后穿第 1 掌骨间隙至手掌。桡静脉与桡动脉伴行，为肱静脉的属支。

6. 指浅屈肌与旋前圆肌　指浅屈肌位于前臂浅层肌的深面，该肌起点有肱尺头和桡头，肱尺头起自肱骨内上髁和尺骨冠突，桡头起自桡骨上 1/2 的前面，肌束向下移行为 4 条肌腱，经腕管入手掌，至手指后每腱分为两束，分别止于第 2～5 指中节指骨底的两侧，由正中神经支配。旋前圆肌详见"少海"穴。

7. 拇长屈肌　位于前臂前面的桡侧，肱桡肌和指浅屈肌的深面，紧贴桡骨的前面。该肌起自桡骨前面中部和邻近的前臂骨间膜，肌纤维向远侧移行为长腱，通过腕管至手掌，止于拇指远节指骨底的前面，由骨间前神经（为正中神经的分支）支配。

十六、郄门 PC4

【所属经脉】手厥阴心包经。

【体表定位】在前臂前区，腕横纹上 5 寸，掌长肌腱与桡侧腕屈肌腱之间。

【操作方法】直刺 0.5 ～ 1 寸。

【临床主治】心痛，心悸，心烦，胸痛，咯血，呕血，衄血，疔疮，癫痫。

【进针层次】图 7-16。

图 7-16　郄门穴的断面解剖（右侧，横切面）

1. 皮肤　有前臂外侧皮神经分布。

2. 皮下组织　内有前臂外侧皮神经的分支和前臂正中静脉。

3. 桡侧腕屈肌腱和掌长肌腱之间　前者位于进针部位的桡侧，后者位于进针部位的尺侧。桡侧腕屈肌详见"孔最"穴。掌长肌位于前臂前面正中线，起自肱骨内上髁，肌束斜向下方，移行于细长的肌腱，止于掌腱膜，由正中神经支配。

4. 指浅屈肌　详见"孔最"穴。

5. 正中神经　详见"曲泽"穴。

6. 指深屈肌　位于前臂前面的内侧，指浅屈肌的深面。该肌起自尺骨体上 2/3 和前臂骨间膜的前面，肌腹向下移行为 4 个肌腱，经腕管入手掌，各腱穿经指浅屈肌腱两脚之间，止于第 2 ～ 5 指远节指骨底的前面，由骨间前神经和尺神经支配。

该穴的深面为前臂骨间膜。

NOTE

十七、间使 PC5

【所属经脉】手厥阴心包经。

【体表定位】在前臂前区，腕横纹上 3 寸，掌长肌腱与桡侧腕屈肌腱之间。

【操作方法】直刺 0.5 ～ 1 寸。

【临床主治】心痛，心悸，胃痛，呕吐，热病，疟疾，癫狂痫，肘臂挛痛。

【进针层次】图 7-17。

图 7-17　间使穴的断面解剖（右侧，横切面）

1. 皮肤　有前臂内外侧皮神经前支分布。

2. 皮下组织　内有上述皮神经的分支和前臂正中静脉通过。

3. 桡侧腕屈肌腱和掌长肌腱之间　前者位于进针部位的桡侧，后者位于进针部位的尺侧。桡侧腕屈肌详见"孔最"穴，掌长肌详见"郄门"穴。

4. 指浅屈肌　详见"孔最"穴。

5. 正中神经　详见"曲泽"穴。

6. 指深屈肌　详见"郄门"穴。

7. 旋前方肌　位于前臂前面的远侧 1/4，拇长屈肌和指深屈肌的深面。该肌起自尺骨下 1/4 的前面，止于桡骨下 1/4 的前面，由骨间前神经支配。

该穴的深面为前臂骨间膜。若继续深刺，针尖可通过前臂骨间膜，透刺支沟穴。

十八、支沟 TE6

【所属经脉】手少阳三焦经。

【体表定位】在前臂后区，腕背侧横纹上 3 寸，桡骨与尺骨之间的中点。

【操作方法】直刺 0.5 ～ 1 寸。

【临床主治】热病，便秘，胁肋疼痛，落枕，暴喑，耳鸣，耳聋，肘臂疼痛。

【进针层次】图 7-18。

1. 皮肤　有前臂后皮神经分布。该神经为桡神经的分支。

图 7-18 支沟穴的断面解剖（右侧，横切面）

2. 皮下组织 内有前臂后皮神经的分支、头静脉和贵要静脉的属支。

3. 小指伸肌 位于前臂后面，指伸肌的尺侧。该肌起自肱骨外上髁，肌腱移行为指背腱膜，止于小指指背腱膜，由骨间后神经支配。

4. 拇长伸肌 位于前臂后面的中部，指伸肌和小指伸肌的深面。该肌起自桡骨和尺骨中部的后面（肘肌和旋后肌止点的下方）和邻近的前臂骨间膜，肌束斜向下外方移行为长腱，止于拇指远节指骨底的后面，由骨间后神经支配。

5. 骨间后动静脉和神经 均位于进针部位的尺侧。桡神经深支在桡骨颈外侧穿旋后肌至前臂后面，改名为骨间后神经，然后在前臂后群肌浅深层之间下行，支配前臂后群肌。骨间后动脉为骨间总动脉的分支。骨间后静脉与同名动脉伴行。

该穴的深面为前臂骨间膜。若继续深刺，针尖可通过前臂骨间膜，透刺间使穴。

十九、支正 SI7

【所属经脉】手太阳小肠经。

【体表定位】在前臂后区，腕背侧横纹上 5 寸，当阳谷与小海穴的连线上。

【操作方法】直刺 0.5 ～ 0.8 寸。

【临床主治】头痛，目眩，热病，癫狂，项强，肘臂疼痛。

【进针层次】图 7-19。

图 7-19 支正穴的断面解剖（右侧，横切面）

NOTE

1. 皮肤 有前臂内侧皮神经分布。

2. 皮下组织 内有前臂内侧皮神经的分支和贵要静脉的属支。

3. 尺侧腕屈肌 是位于前臂前面内侧缘的浅层肌。该肌起点有肱头和尺头，肱头起自肱骨内上髁，尺头起自尺骨鹰嘴，两头之间有尺神经通过，止于豌豆骨，由尺神经支配。

4. 指深屈肌 详见"郄门"穴。

该穴的深面为前臂骨间膜。

二十、偏历 LI6

【所属经脉】手阳明大肠经。

【体表定位】在前臂，腕背侧横纹上 3 寸，当阳溪与曲池穴的连线上。

【操作方法】直刺 0.5 ～ 0.8 寸。

【临床主治】目赤，耳聋，鼻衄，喉痛，水肿，手臂疼痛。

【进针层次】图 7-20。

图 7-20 偏历穴的断面解剖（右侧，横切面）

1. 皮肤 有前臂外侧皮神经分布。

2. 皮下组织 内有前臂外侧皮神经的分支、桡神经浅支和头静脉的属支。

3. 桡侧腕长伸肌腱和拇短伸肌 桡侧腕长伸肌详见"曲池"穴。拇短伸肌紧贴拇长展肌的外侧，起自桡骨后面及邻近的前臂骨间膜，肌束斜向下外方移行为长腱，止于拇指近节指骨底的后面，由骨间后神经支配。

4. 拇长展肌腱 拇长展肌位于前臂后面的中部，尺侧腕伸肌和指伸肌的深面。该肌起自桡骨和尺骨中部的后面（肘肌和旋后肌止点的下方）及邻近的前臂骨间膜，肌束斜向下外方移行为长腱，止于第 1 掌骨底的外侧，由骨间后神经支配。

该穴的深面为桡骨。

二十一、内关 PC6

【所属经脉】手厥阴心包经。

【体表定位】在前臂前区，腕横纹上 2 寸，掌长肌腱与桡侧腕屈肌腱之间。

【取穴方法】直刺 0.5 ～ 1 寸。

【临床主治】心痛，心悸，胸闷，胃痛，呕吐，呃逆，胁痛，中风，失眠，眩晕，郁证，癫狂痫，偏头痛，肘臂挛痛。

【进针层次】图 7-21。

图 7-21　内关穴的断面解剖（右侧，横切面）

1. 皮肤　有前臂内外侧皮神经分布。

2. 皮下组织　内有上述皮神经的分支和前臂正中静脉。

3. 桡侧腕屈肌腱与掌长肌腱之间　前者位于进针部位的桡侧，后者位于进针部位的尺侧。桡侧腕屈肌详见"孔最"穴，掌长肌详见"郄门"穴。

4. 指浅屈肌　详见"孔最"穴。

5. 正中神经　详见"曲泽"穴。

6. 指深屈肌　详见"郄门"穴。

7. 旋前方肌　详见"间使"穴。

该穴的深面为前臂骨间膜。若继续深刺，针尖可通过前臂骨间膜，透刺外关穴。

二十二、外关 TE5

【所属经脉】手少阳三焦经。

【体表定位】在前臂后区，腕背侧横纹上 2 寸，桡骨与尺骨之间的中点。

【操作方法】直刺 0.5 ～ 1 寸。

【临床主治】热病，偏头痛，目赤肿痛，耳鸣，耳聋，胸胁痛，上肢痿痹。

【进针层次】图 7-22。

图 7-22 外关穴的断面解剖（右侧，横切面）

1.皮肤 有前臂后皮神经分布。

2.皮下组织 内有前臂后皮神经的分支、头静脉和贵要静脉的属支。

3.指伸肌和小指伸肌 前者位于进针部位的桡侧，后者位于进针部位的尺侧。指伸肌详见"手三里"穴，小指伸肌详见"支沟"穴。

4.骨间后动、静脉和神经 详见"支沟"穴。

5.拇长伸肌和示指伸肌 前者位于进针部位的桡侧，后者位于进针部位的尺侧。拇长伸肌详见"支沟"穴。示指伸肌位于前臂后面的下部，指伸肌的深面，起自尺骨后面的下部（拇长伸肌起点的下方）及邻近的前臂骨间膜，肌束斜向下方移行为长腱，止于示指中节指骨底的后面，由骨间后神经支配。

该穴的深面为前臂骨间膜。若继续深刺，针尖可通过前臂骨间膜，透刺内关穴。

二十三、列缺 LU7

【所属经脉】手太阴肺经。

【体表定位】在前臂前区，在桡骨茎突上方，腕横纹上 1.5 寸；或两虎口交叉，示指尖下取穴。

【操作方法】向肘部斜刺 0.5 ～ 1 寸。

【临床主治】咳嗽，气喘，咽喉肿痛，偏正头痛，口眼㖞斜，项强，齿痛。

【进针层次】图 7-23。

1.皮肤 有前臂外侧皮神经分布。

2.皮下组织 内有前臂外侧皮神经的分支、桡神经浅支和头静脉。

3.拇长展肌腱 拇长展肌详见"偏历"穴。

4.肱桡肌腱 肱桡肌详见"曲池"穴。

5.旋前方肌 详见"间使"穴。

图 7-23 列缺穴的断面解剖（右侧，横切面）

二十四、养老 SI6

【所属经脉】手太阳小肠经。

【体表定位】在前臂后区，腕背侧横纹上 1 寸，尺骨头桡侧凹陷中。

【操作方法】掌心向胸，直刺 0.5 ～ 0.8 寸。

【临床主治】目视不明，头痛，面痛，项强，肩背肘臂疼痛，急性腰痛。

【进针层次】图 7-24。

图 7-24 养老穴的断面解剖（右侧，横切面）

1. 皮肤　有前臂后皮神经分布。

2. 皮下组织　内有前臂后皮神经的分支。

3. 指伸肌腱与小指伸肌腱之间　前者位于进针部位的桡侧，后者位于进针部位的尺侧。指伸肌详见"手三里"穴，小指伸肌详见"支沟"穴

该穴的深面为桡骨和尺骨。

二十五、太渊 LU9

【所属经脉】手太阴肺经。

【体表定位】在腕前区，桡骨茎突与手舟骨之间，拇长展肌腱尺侧凹陷中；或腕横纹桡侧端，桡动脉搏动处。

【操作方法】避开桡动脉，直刺 0.2～0.3 寸。

【临床主治】咳嗽，气喘，咳血，胸背痛，无脉症。

【进针层次】图 7–25。

图 7–25　太渊穴的断面解剖（右侧，横切面）

1. 皮肤　有前臂外侧皮神经分布。

2. 皮下组织　内有前臂外侧皮神经的分支、桡神经浅支、头静脉及桡动脉的掌浅支。

3. 桡侧腕屈肌腱和拇长展肌腱之间　前者位于进针部位的尺侧，后者位于进针部位的桡侧。桡侧腕屈肌详见"孔最"穴，拇长展肌详见"偏历"穴。

4. 桡动、静脉　详见"孔最"穴。

【针刺意外与预防】该穴的深面有桡动静脉，在桡侧腕屈肌的桡侧缘可触及该动脉的搏动。针刺时，医者押手拇指按压该动脉，拇指甲放置于拇长展肌腱尺侧缘处，然后刺手沿拇指甲边缘进针，以避开动脉，否则易刺中血管，导致出血。

二十六、神门 HT7

【所属经脉】手少阴心经。

【体表定位】在腕前区，腕横纹尺侧端，尺侧腕屈肌腱的桡侧缘。

【操作方法】避开尺动脉，直刺 0.3 ～ 0.5 寸。

【临床主治】心痛，惊悸，怔忡，心烦，健忘，失眠，痴呆，癫狂，头痛，眩晕，胸胁痛。

【进针层次】图 7-26。

图 7-26 神门穴的断面解剖（右侧，横切面）

1. 皮肤 有前臂内侧皮神经分布。

2. 皮下组织 内有前臂内侧皮神经的分支和尺神经掌支。

3. 尺侧腕屈肌腱 位于进针部位的尺侧。尺侧腕屈肌详见"支正"穴。

4. 尺神经及尺动静脉 位于进针部位的桡侧。尺神经详见"小海"穴。尺动脉在平桡骨颈处由肱动脉分出，经旋前圆肌尺头深面下行，经指浅屈肌深面，继而在指浅屈肌与尺侧腕屈肌之间下行，经豌豆骨桡侧至手掌。尺静脉与尺动脉伴行，为肱静脉的属支。

【针刺意外与预防】该穴的深面有尺动静脉，在尺侧腕屈肌的桡侧缘可触及该动脉的搏动。针刺时，医者押手拇指按压该动脉，拇指甲放置于尺侧腕屈肌腱的桡侧缘处，然后刺手沿拇指甲边缘进针，以避开动脉，否则易刺中血管，导致出血。

二十七、阴郄 HT6

【所属经脉】手少阴心经。

【体表定位】在前臂前区，腕横纹上 0.5 寸，尺侧腕屈肌腱的桡侧缘。

【操作方法】避开尺动脉，直刺 0.3 ～ 0.5 寸。

【临床主治】心痛，心悸，吐血，衄血，骨蒸盗汗，暴喑。

【进针层次】图 7-27。

1. 皮肤 有前臂内侧皮神经分布。

2. 皮下组织 内有前臂内侧皮神经的分支和贵要静脉的属支。

图 7-27　阴郄穴的断面解剖（右侧，横切面）

3. 尺侧腕屈肌腱　位于进针部位的尺侧。尺侧腕屈肌详见"支正"穴。

4. 尺神经及尺动静脉　尺神经详见"小海"穴，尺动静脉详见"神门"穴。

二十八、通里 HT5

【所属经脉】手少阴心经。

【体表定位】在前臂前区，腕横纹上 1 寸，尺侧腕屈肌腱的桡侧缘。

【操作方法】直刺 0.3 ～ 0.5 寸。

【临床主治】心悸，怔忡，舌强不语，暴喑，腕臂痛。

【进针层次】图 7-28。

1. 皮肤　有前臂内侧皮神经分布。

图 7-28　通里穴的断面解剖（右侧，横切面）

2. 皮下组织　内有前臂内侧皮神经的分支。

3. 尺侧腕屈肌和指浅屈肌之间　前者位于进针部位的尺侧，后者位于进针部位的桡侧。尺侧腕屈肌详见"支正"穴，指浅屈肌详见"孔最"穴。

4. 尺神经及尺动、静脉　尺神经详见"小海"穴，尺动、静脉详见"神门"穴。

5. 指深屈肌　详见"郄门"穴。

6. 旋前方肌　详见"间使"穴。

二十九、大陵 PC7

【所属经脉】手厥阴心包经。

【体表定位】在腕前区，腕横纹中，掌长肌腱与桡侧腕屈肌腱之间。

【取穴方法】直刺 0.3 ～ 0.5 寸。

【临床主治】心痛，心悸，胃痛，呕吐，胸胁胀痛，喜笑悲恐，癫狂痫，手臂挛痛。

【进针层次】图 7-29。

图 7-29　大陵穴的断面解剖（右侧，横切面）

1. 皮肤　有正中神经掌支分布。

2. 皮下组织　内有正中神经掌支的分支。

3. 桡侧腕屈肌腱与掌长肌腱之间　前者位于进针部位的桡侧，后者位于进针部位的尺侧。桡侧腕屈肌详见"孔最"穴，掌长肌详见"郄门"穴。

4. 正中神经　详见"曲泽"穴。

5. 拇长屈肌腱与指浅深屈肌腱之间　拇长屈肌腱位于进针部位的桡侧，指浅深屈肌腱位于进针部位的尺侧。拇长屈肌和指浅屈肌详见"孔最"穴，指深屈肌详见"郄门"穴。

三十、阳溪 LI5

【所属经脉】手阳明大肠经。

【体表定位】在腕后区，腕背侧横纹的桡侧端，拇指翘起，当拇短伸肌腱与拇长伸肌腱之间的凹陷中。

【操作方法】直刺 0.5～0.8 寸。

【临床主治】头痛，目赤肿痛，齿痛，咽喉肿痛，手腕痛。

【进针层次】图 7-30。

图 7-30　阳溪穴的断面解剖（右侧，横切面）

1.皮肤　有桡神经浅支分布。

2.皮下组织　内有桡神经浅支的分支和头静脉。

3.拇短伸肌腱和拇长伸肌腱之间　前者位于进针部位的前外侧，后者位于进针部位的后内侧。拇长伸肌详见"支沟"穴，拇短伸肌详见"偏历"穴。

4.桡侧腕长伸肌腱　位于进针部位的后内侧，桡侧腕长伸肌详见"曲池"穴。

5.桡动静脉　详见"孔最"穴。

三十一、阳池 TE4

【所属经脉】手少阳三焦经。

【体表定位】在腕后区，腕背侧横纹上，指伸肌腱的尺侧缘凹陷中。

【操作方法】直刺 0.3～0.5 寸。

【临床主治】目赤肿痛，咽喉肿痛，耳聋，消渴，疟疾，腕痛，肘臂痛。

【进针层次】图 7-31。

1.皮肤　有尺神经手背支和前臂后皮神经分布。

2.皮下组织　内有上述皮神经的分支和贵要静脉。

3.指伸肌腱和小指伸肌腱之间　前者位于进针部位的桡侧，后者位于进针部位的尺侧。指伸肌详见"手三里"穴，小指伸肌详见"支沟"穴。

图 7-31　阳池穴的断面解剖（右侧，横切面）

三十二、腕骨 SI4

【所属经脉】手太阳小肠经。

【体表定位】在腕后区，第 5 掌骨底与三角骨之间的赤白肉际凹陷中。

【操作方法】直刺 0.3 ～ 0.5 寸。

【临床主治】头项强痛，耳鸣，目翳，黄疸，消渴，热病，疟疾，指挛腕痛。

【进针层次】图 7-32。

图 7-32　腕骨穴的断面解剖（右侧，横切面）

1. 皮肤　有前臂内侧皮神经、尺神经掌支和尺神经手背支分布。

2. 皮下组织　内有上述皮神经的分支。

3. 小指展肌　是位于手掌内侧缘的浅层肌，掌短肌的深面。该肌起自豌豆骨和豆钩韧带，

NOTE

肌纤维斜向下内，止于小指近节指骨底的内侧，由尺神经支配。

4. 豆掌韧带 该韧带起自豌豆骨，止于第 5 掌骨底。

该穴的深面为钩骨。

三十三、后溪 SI3

【所属经脉】手太阳小肠经。

【体表定位】在手掌尺侧，微握拳，第 5 掌指关节后横纹头，赤白肉际处。

【操作方法】直刺 0.5 ～ 1 寸。

【临床主治】头项强痛，腰背痛，手指及肘臂挛痛，耳鸣，耳聋，咽喉肿痛，盗汗，热病，癫痫，疟疾。

【进针层次】图 7–33。

5. 小指指掌侧固有神经
5. 小指尺掌侧动脉
1. 皮肤
2. 皮下组织
4. 小指短屈肌
3. 小指展肌
后溪（手太阳小肠经）
小指对掌肌腱
第 5 掌骨
指背神经（尺神经）
小指伸肌腱

图 7–33 后溪穴的断面解剖（右侧，横切面）

1. 皮肤 有尺神经掌支和尺神经手背支分布。

2. 皮下组织 内有上述皮神经的分支。

3. 小指展肌 详见"腕骨"穴。

4. 小指短屈肌 位于小指展肌的桡侧，起自钩骨钩和屈肌支持带，止于小指近节指骨底的内侧，由尺神经支配。

5. 小指尺掌侧动脉和小指指掌侧固有神经 小指尺掌侧动脉为掌浅弓的分支，小指指掌侧固有神经为尺神经浅支的分支。

若继续深刺，可透刺劳宫穴。

三十四、中渚 TE3

【所属经脉】手少阳三焦经。

【体表定位】在手背，第 4、第 5 掌骨之间，第 4 掌指关节后凹陷中。

【操作方法】直刺 0.3 ～ 0.5 寸。

【临床主治】头痛，目赤，耳鸣，耳聋，咽喉肿痛，热病，疟疾，消渴，手指屈伸不利，肘臂肩背疼痛。

【进针层次】图 7-34。

图 7-34 中渚穴的断面解剖（右侧，横切面）

1. 皮肤 有尺神经手背支分布。

2. 皮下组织 内有上述皮神经的分支和手背静脉网的尺侧部。

3. 第 4 骨间背侧肌 位于第 4 掌间隙。该肌起自第 4 掌骨尺侧和第 5 掌骨桡侧，止于环指的指背腱膜，由尺神经深支支配。

三十五、合谷 LI4

【所属经脉】手阳明大肠经。

【体表定位】在手背，第 2 掌骨桡侧的中点。

【操作方法】直刺 0.5 ～ 1 寸。

【临床主治】头痛，齿痛，目赤肿痛，咽喉肿痛，鼻衄，耳聋，疟腮，口噤，口喝，发热，无汗，多汗，经闭，滞产，腹痛，便秘，上肢疼痛、不遂。

【进针层次】图 7-35。

1. 皮肤 有桡神经浅支分布。

2. 皮下组织 内有桡神经浅支的分支和头静脉起始部。

3. 第 1 骨间背侧肌 位于第 1 掌间隙。该肌起自第 1 掌骨尺侧和第 2 掌骨桡侧，止于示指近节指骨底桡侧和指背腱膜，由尺神经深支支配。

4. 拇收肌 位于第 1 骨间背侧肌的深面。该肌起点有斜头和横头，斜头起自头状骨和腕横韧带，横头起自第 3 掌骨的前面，肌束向桡侧集中，止于拇指近节指骨底的尺侧，由尺神经深支支配。

NOTE

下载 医开讲APP
扫描图片体验AR

拇主要动脉

第1掌骨

拇长屈肌腱

1. 皮肤

掌心动脉

2. 皮下组织

第1骨间掌侧肌

4. 拇收肌

第2掌骨

3. 第1骨间背侧肌

桡神经浅支

手背静脉网（头静脉）

合谷（手阳明大肠经）

图7-35　合谷穴的断面解剖（右侧，横切面）

三十六、劳宫 PC8

【所属经脉】手厥阴心包经。

【体表定位】在手掌，第2、第3掌骨之间偏第3掌骨，握拳屈指中指尖下。

【操作方法】直刺0.3～0.5寸。

【临床主治】中风昏迷，中暑，癫狂痫，心痛，心烦，呕吐，口疮，口臭，鹅掌风。

【进针层次】图7-36。

5. 第2指掌侧总神经

劳宫（手厥阴心包经）

5. 第1指掌侧总动脉

1. 皮肤

5. 第2蚓状肌

2. 皮下组织

3. 掌腱膜

4. 示指浅深屈肌腱

4. 中指浅深屈肌腱

第2掌骨

6. 第2骨间背侧肌

6. 第1骨间掌侧肌

图7-36　劳宫穴的断面解剖（右侧，横切面）

1. 皮肤　有正中神经掌支分布。

2. 皮下组织　内有许多纤维束将皮肤紧密地连于掌腱膜上，并将皮下脂肪分割成若干小隔，上述皮神经的分支穿行于其中。

3. 掌腱膜　为覆盖于指浅屈肌腱表面的深筋膜，略呈三角形，尖向近侧，在屈肌支持带的浅面与掌长肌腱相连，远侧部的纵行纤维分成 4 束，分别延续至第 2～5 指，附着于各指的指纤维鞘和掌指关节的侧副韧带上。

4. 示指浅深屈肌腱与中指浅深屈肌腱之间　前者位于进针部位的桡侧，后者位于进针部位的尺侧。指浅屈肌详见"孔最"穴，指深屈肌详见"郄门"穴。

5. 第 2 蚓状肌、第 1 指掌侧总动脉和第 2 指掌侧总神经　均位于进针部位的尺侧。第 2 蚓状肌位于示指深屈肌腱与中指深屈肌腱之间，起自中指深屈肌腱，止于中指近节指骨背面和指背腱膜，由正中神经支配。第 1 指掌侧总动脉由掌浅弓发出，至指蹼附近分为示中指相对缘的指掌侧固有动脉。第 2 指掌侧总神经为正中神经的分支，至指蹼附近分为示中指相对缘的指掌侧固有神经。

6. 第 1 骨间掌侧肌和第 2 骨间背侧肌　第 1 骨间掌侧肌位于第 2 掌间隙，起自第 2 掌骨尺侧，止于示指近节指骨底和指背腱膜。第 2 骨间背侧肌位于第 2 掌间隙，起自第 2 掌骨尺侧和第 3 掌骨桡侧，止于中指近节指骨底桡侧和指背腱膜。两肌均由尺神经深支支配。

第八章　下肢腧穴解剖

第一节　下肢概述

下肢 lower limb 具有支持体重、维持身体直立、完成人体行走和运动的功能。故下肢骨骼较上肢粗壮，骨连结形式亦较上肢复杂，关节的辅助结构多而坚韧，关节的稳定性大而灵活性小，还具有富有弹性的足弓。下肢肌也较上肢肌发达。

一、境界与分区

下肢借肢带与躯干部直接相连，前方以腹股沟与腹部分界，外后方以髂嵴与腰骶部分界，内侧以阴股沟与会阴部分界。下肢可分为臀部、股部、膝部、小腿部、踝部和足部。除臀部外，各部又可分为若干区。

二、表面解剖

（一）体表标志

1. 坐骨结节 ischial tuberosity　屈髋时，在臀大肌下缘可摸到，是坐骨的最低点。或取坐位时，与凳子相接触的皮下可摸到。

2. 大转子 greater trochanter　为髋部最外侧的隆起点。直立时，在股外侧于髂结节下方约10cm 处。

3. 臀大肌　形成臀部圆隆的外形。

4. 臀股沟　又称臀沟，为臀部皮肤与大腿后面皮肤之间的横行浅沟。臀股沟的中点处为针灸"承扶"穴所在的位置。

5. 股骨内外侧髁 medial and lateral condyle of femur　为股骨远侧端向两侧的膨大处，外侧髁较宽大，内侧髁较突出。内外侧髁侧面最突出部为股骨内外上髁。在股骨内上髁上方还可触及**收肌结节**，为大收肌的附着处。

6. 股四头肌　形成大腿前面的肌性隆起，肌腱经膝关节前面包绕髌骨的前面和两侧缘，向下延伸为髌韧带，止于胫骨粗隆，为临床上膝跳反射叩击部位。

7. 髌骨 patella　位于膝关节前方，常作为测量标志。髌骨上缘中点处为针灸"鹤顶"穴所在的位置。

8. 髌韧带 patellar ligament　为连于髌骨与胫骨粗隆之间的韧带。其外侧凹陷处为针灸"犊鼻（外膝眼）"穴所在的位置，内侧凹陷处为针灸"内膝眼"穴所在的位置。

9. 腘窝 popliteal fossa、腘横纹　腘窝为膝关节后面的菱形窝。腘横纹为膝关节后面横行的皮肤皱纹。腘横纹中点处为针灸"委中"穴所在的位置，外侧端为针灸"委阳"穴所在的位置，内侧端为针灸"阴谷"穴所在的位置。

10. 半腱肌腱 tendons of semitendinosus、半膜肌腱 tendons of semimembranosus 和股二头肌腱 tendon of biceps femoris　屈膝时，在膝关节后方，内侧可摸到半腱肌腱和半膜肌腱，外侧可摸到股二头肌腱。

11. 腓肠肌内外侧头　腓肠肌腹形成小腿后面的肌性隆起，俗称"小腿肚"。腓肠肌内外侧头构成腘窝的下内侧界和下外侧界。

12. 胫骨粗隆 tibial tuberosity　为髌韧带下端止点处的骨性隆起，在皮下可触及。

13. 胫骨内外侧髁 medial and lateral condyle of tibia　屈膝时，可在髌韧带两侧触及。胫骨内侧髁下方为针灸"阴陵泉"穴所在的位置。

14. 腓骨头 fibular head　在小腿上方外侧，平胫骨粗隆水平可摸到腓骨头，其下方为腓骨颈。腓骨头前下方为针灸"阳陵泉"穴所在的位置。

15. 胫骨前后缘 anterior and posterior border of tibia　胫骨粗隆向下延续为胫骨前缘，是一条较锐的骨嵴，全长均可触及。胫骨内侧面在胫骨前缘的内侧，位于皮下，易触及。胫骨后缘为胫骨内侧面的后缘，皮下可触及。外膝眼下 3 寸，胫骨前缘外侧一横指处为针灸"足三里"穴所在的位置。内踝上 3 寸，胫骨后缘为针灸"三阴交"穴所在的位置。

16. 内踝 medial malleolus 与外踝 lateral malleolus　位于踝关节的内外侧。外踝尖较内踝低，内踝是测量下肢长度的标志点。在踝关节前面，小腿与足背交界处为踝横纹。踝横纹中点处为针灸"解溪"穴所在的位置，内踝后方与跟腱之间为针灸"太溪"穴所在的位置，外踝后方与跟腱之间为针灸"昆仑"穴所在的位置。

17. 胫骨前肌腱、跨长伸肌腱和趾长伸肌腱　位于踝关节前面。当伸踝、伸趾时，可见到 3 条肌腱，位于中间者为跨长伸肌腱，位于内侧者为胫骨前肌腱，位于外侧者为趾长伸肌腱。

18. 跟腱 tendo calcaneus　在踝关节的后方，呈粗索状，向下止于跟骨结节。

19. 跟骨结节 calcaneal tuberosity　是跟骨后端的突出部分，为跟腱的附着处。

20. 舟骨粗隆 tuberosity of navicular bone　是足舟骨向内下方的隆起，在内踝前下方约 3cm 处，在足跟与第 1 趾骨根部连线的中点处可触及。舟骨粗隆的下缘为针灸"然谷"穴所在的位置。

21. 第 5 跖骨粗隆 tuberosity of fifth metatarsal bone　在足外侧缘中部，足跟与小趾尖连线的中点处可触及。第 5 跖骨粗隆的后缘为针灸"束骨"穴所在的位置。

（二）体表投影

1. 臀上血管、神经　髂后上棘与大转子尖连线的中上 1/3 交点，为臀上动脉、静脉和神经出盆处的体表投影点。

2. 臀下血管、神经　髂后上棘与坐骨结节连线的中点，为臀下动脉、静脉和神经出盆处的体表投影点。

3. 坐骨神经　髂后上棘与坐骨结节连线中点的外侧 2 ～ 3cm 处为坐骨神经出盆处的体表投影点。经坐骨结节与大转子连线的中内 1/3 交点至股骨内、外侧髁之间中点（或腘窝上角）的连线为坐骨神经主干的体表投影。

4. 股动脉　下肢微屈并外展、外旋时，由髂前上棘与耻骨联合连线的中点至收肌结节连线的上 2/3 段为股动脉的体表投影。在腹股沟韧带中点处可摸到股动脉的搏动。将股动脉压向耻骨上支，可使下肢止血。

5. 腘动脉 大腿后面中下 1/3 的分界线与大腿后面正中线交点的内侧 2.5cm 处至腘窝中点的连线为腘动脉斜行段的体表投影；腘窝中点至腘窝下角的连线为腘动脉直行段的体表投影。或自腘窝上角内侧一横指处至腘窝下角的连线为腘动脉的体表投影。在腘窝中加垫，屈膝包扎，可压迫腘动脉，可使小腿和足部止血。

6. 胫前动脉 胫骨粗隆与腓骨头之间的中点至内外踝前面连线中点的连线为胫前动脉的体表投影。

7. 胫后动脉 腘窝下角至内踝与跟腱内侧缘之间中点的连线为胫后动脉的体表投影。

8. 足背动脉 内外踝前面连线的中点至第 1、第 2 跖骨底之间的连线为足背动脉的体表投影。在足背，踇长伸肌腱的外侧可摸到足背动脉的搏动。向下压迫足背动脉，可减轻足背出血。

第二节 下肢应用解剖

一、臀部

臀部为髋骨后面近似四边形的区域，其上界为髂嵴，下界为臀股沟，内侧界为骶、尾骨的外侧缘，外侧界为髂前上棘至股骨大转子之间的连线。

（一）浅层结构

臀部皮肤较厚，富含皮脂腺和汗腺。浅筋膜丰厚，尤以后下部为甚，构成了坐位时承受体重的"脂肪垫"，内有臀上、中、下皮神经分布。

（二）深层结构

1. 深筋膜 臀部深筋膜又称臀筋膜。上部与髂嵴愈着，向下续于阔筋膜，内侧与骶骨背面愈着。

2. 肌层 臀肌属髋后群肌，分浅、中、深三层。浅层：为臀大肌。臀大肌与股骨大转子之间有臀大肌转子囊，与坐骨结节之间有臀大肌坐骨囊，两囊均为滑膜囊，可减少肌肉与骨面之间的摩擦。中层：自上而下依次为臀中肌、梨状肌、上孖肌、闭孔内肌腱、下孖肌和股方肌。深层：有臀小肌和闭孔外肌。

3. 梨状肌上下孔及其通过的结构 梨状肌起自骶骨前面第 2～4 骶前孔的外侧，向外穿坐骨大孔出盆腔，将坐骨大孔分为梨状肌上孔和梨状肌下孔两个间隙，孔内有血管、神经穿过。

（1）通过梨状肌上孔的结构 由外侧向内侧依次为臀上神经、臀上动脉和臀上静脉。

（2）通过梨状肌下孔的结构 由外侧向内侧依次为坐骨神经、股后皮神经、臀下神经、臀下动脉、臀下静脉、阴部内动脉、阴部内静脉和阴部神经。

4. 坐骨小孔及其通过的结构 坐骨小孔由骶结节韧带、骶棘韧带和坐骨小切迹共同围成，孔内通过的结构由外侧向内侧依次为阴部内动脉、阴部内静脉和阴部神经。

二、股部

股部前上方借腹股沟与腹部分界，后方以臀股沟与臀部分界，内侧与会阴相邻，下界为膝部的上界。以股骨内外上髁各作一纵行线，将股部分为股前内侧区和股后区。

（一）股前内侧区

1. 浅层结构 此区皮肤厚薄不一，内侧部较薄，移动性较大，外侧部较厚，移动性较小。浅筋膜内有大隐静脉及其属支、股外侧皮神经、股神经前皮支、股神经内侧皮支、闭孔神经皮支、腹股沟浅淋巴结等。

2. 深层结构

（1）深筋膜 大腿深筋膜又称阔筋膜，包裹着大腿，宽阔而坚韧，是全身面积最大、最厚的筋膜。

（2）肌群 为大腿前群肌和大腿内侧群肌。大腿前群肌包括缝匠肌和股四头肌，大腿内侧群肌包括耻骨肌、长收肌、短收肌、大收肌和股薄肌。

（3）肌腔隙与血管腔隙 腹股沟韧带与髋骨之间被髂耻弓（连于腹股沟韧带与髋骨的髂耻隆起之间的结缔组织纤维束）分隔为外侧的肌腔隙和内侧的血管腔隙，两者是腹盆腔与股前内侧区的通道。肌腔隙的前界为腹股沟韧带外侧部，后外界为髂骨，内侧界为髂耻弓，内有髂腰肌、股神经和股外侧皮神经通过。血管腔隙的前界为腹股沟韧带内侧部，后内界为耻骨梳韧带，后外界为髂耻弓，内侧界为腔隙韧带，内有股动脉、股静脉、生殖股神经股支、股管以及淋巴管通过。

（4）股三角 位于股前内侧区上部，为底向上、尖向下的三角形凹陷区域，其向下续于为收肌管。该三角的上界为腹股沟韧带，内侧界为长收肌内侧缘，外侧界为缝匠肌内侧缘，内有股鞘、股管、股神经、股动脉、股静脉、淋巴管、淋巴结和脂肪组织等。

（5）收肌管 位于大腿中部前内侧，缝匠肌深面，长约15cm，呈三棱形的管道。其前壁是缝匠肌和张于大收肌与股内侧肌之间的收肌腱板，外侧壁为股内侧肌，后壁为长收肌和大收肌。在收肌管内的结构：前方为股神经发出的股内侧肌支和隐神经，中间为股动脉，后方为股静脉、淋巴管和疏松结缔组织。

（6）闭膜管 是闭孔外上方的裂隙，内有闭孔血管和神经通过。

（二）股后区

1. 浅层结构 该区皮肤较薄，有一定的移动性。浅筋膜较股前内侧区更为丰厚，脂肪更多，内有股后皮神经分布。

2. 深层结构

（1）深筋膜 股后区的深筋膜是阔筋膜在大腿后面的延续。

（2）大腿后群肌 包括位于外侧的股二头肌和位于内侧的半腱肌、半膜肌。

（3）坐骨神经 从臀大肌深面经坐骨结节与股骨大转子连线中点稍内侧下行至股后区，再沿股二头肌长头与大收肌之间下行至腘窝上角，分为胫神经和腓总神经两支。

三、膝部

膝部位于股部与小腿部之间，其上界为经髌骨底上方两横指处的环形线，下界为平胫骨粗隆的环行线。以股骨内外上髁各作一纵行线，将膝部分为膝前区和膝后区。

（一）膝前区

1. 浅层结构 此区皮肤薄而松弛，移动性大。浅筋膜薄而少，股神经前皮支、股外侧皮神经的终末支分别分布于膝前区的前上部和前外上部。

2. 深层结构 膝前区的深筋膜为阔筋膜向下的延续，并与其深面的肌腱相融合。膝外侧部有髂胫束；内侧部有缝匠肌腱、股薄肌腱和半腱肌腱；中间部有股四头肌腱，附着于髌底及两侧缘，继而延伸为髌韧带，止于胫骨粗隆。在髌骨两侧，股四头肌腱与阔筋膜形成髌内外侧支持带，向下附着于髌骨、髌韧带和胫骨内外侧髁。股四头肌腱与股骨之间有一大的滑膜囊，称为髌上囊，此囊多与膝关节腔相通。

（二）膝后区

1. 浅层结构 此区皮肤薄而松弛，移动性大。浅筋膜中有股后皮神经的终末支、隐神经及腓肠外侧皮神经分布。小隐静脉一般在腘窝下角处穿深筋膜，注入腘静脉。

2. 深层结构

（1）深筋膜 膝后区的深筋膜称为腘筋膜，厚而坚韧，构成腘窝的顶。

（2）腘窝 为位于膝关节后方的菱形凹陷。其外上界为股二头肌腱，内上界为半腱肌和半膜肌，内下界和外下界分别为腓肠肌内外侧头。其顶为腘筋膜，底自上而下依次是股骨腘面、膝关节囊后壁、腘斜韧带和腘肌及其筋膜。窝内由浅入深依次为：胫神经、腘静脉、腘动脉，以及外上界的腓总神经。血管周围有腘深淋巴结和疏松结缔组织。

四、小腿部

小腿部位于膝部与踝部之间，其上界为平胫骨粗隆的环行线，下界为内外踝基部的环行线。以内外踝最突出点各作一纵行线，将小腿部分为小腿前外侧区和小腿后区。

（一）小腿前外侧区

1. 浅层结构 此区皮肤较厚，移动性小。浅筋膜疏松，脂肪含量少，缺乏弹性，内有大隐静脉、隐神经和腓浅神经。

2. 深层结构 小腿前外侧区的深筋膜厚而致密，在内侧与胫骨体内侧面骨膜相融合。小腿前群肌包括胫骨前肌、姆长伸肌、趾长伸肌和第3腓骨肌；小腿外侧群肌包括腓骨长肌和腓骨短肌。主要有胫前动静脉和腓深浅神经。

（二）小腿后区

1. 浅层结构 此区皮肤柔软，血供丰富。浅筋膜较薄，内有小隐静脉、腓肠内侧皮神经、腓肠外侧皮神经和腓肠神经分布。

2. 深层结构 小腿后区的深筋膜较致密。小腿后群肌分浅深两层：浅层有小腿三头肌和跖肌；深层包括在近腘窝处的腘肌和在比目鱼肌深面的姆长屈肌、胫骨后肌和趾长屈肌。主要有胫后动静脉和胫神经。

五、踝部和足部

踝部位于小腿部与足部之间，可分为踝前区和踝后区。踝前区的上界为内外踝基部的环行线，下界为内外踝尖在前面的连线；踝后区的上界为内外踝尖在后面的连线，下界为足跟的下缘。足部为踝部以远的部分，可分为足背区、足底区和足趾。足背区的上界即踝前区的下界，两侧界为足内外侧缘，远侧界为各趾根的连线；足底区的上界即踝后区的下界，两侧界及远侧界与足背区相同。

（一）踝前区和足背

1.浅层结构　踝前区和足背的皮肤较薄，移动性较大。浅筋膜疏松，浅静脉和皮神经穿行其内。浅静脉的主干在足背远侧部形成一个横行的足背静脉弓，该弓的内外侧端分别向后沿足背两侧延续为大小隐静脉。皮神经有在足背内侧与大隐静脉伴行的隐神经，在足背外侧前行的足背外侧皮神经（腓肠神经的终支），在足背中央部的足背内侧皮神经和足背中间皮神经（腓浅神经的终支）。此外，在第1、第2趾相对缘的背侧，还有腓深神经的终支分布。

2.深层结构

（1）深筋膜　踝前区的深筋膜为小腿深筋膜的延续，并向足背延伸，在踝前区增厚形成伸肌上下支持带。伸肌下支持带位于踝关节前方的足背区，并向深部的骨面发出2个纤维隔，形成3个骨纤维管。内侧管有胫骨前肌腱通过，中间管有蹈长伸肌腱、足背血管、腓深神经通过，外侧管有趾长伸肌腱和第3腓骨肌腱通过，各肌腱表面均有腱鞘包裹。

（2）足背肌　位于趾长伸肌腱深面，包括蹈短伸肌和趾短伸肌。

（3）血管和神经　有足背动静脉和腓深神经。

（二）踝后区

1.浅层结构　此区皮肤移动性大，浅筋膜疏松，跟腱两侧脂肪较多，足跟处的皮肤角化层较厚。

2.深层结构　深筋膜在内踝与跟骨结节之间增厚形成屈肌支持带，在外踝后下方增厚形成腓骨肌上下支持带。由屈肌支持带与内踝、跟骨内侧面共同围成踝管。屈肌支持带向深面发出3个纤维隔，将踝管分为4个骨纤维管。踝管内通过的结构由前向后依次为：胫骨后肌腱及其腱鞘，趾长屈肌腱及其腱鞘，胫后动静脉和胫神经，蹈长屈肌腱及其腱鞘。

（三）足底

1.浅层结构　足底皮肤厚而致密，以足跟部为最厚。浅筋膜较厚，但较致密，其中有致密结缔组织纤维束将皮肤和足底深筋膜紧密相连，故足底皮肤移动性差。

2.深层结构　足底的深筋膜可分浅深两层。浅层覆盖在足底肌表面，两侧部较薄，中间部特别增厚，称为足底腱膜；深层覆盖于骨间肌的跖侧，并与跖骨骨膜愈合，称为骨间跖侧筋膜。足底肌相当于手肌，也分内侧群、外侧群和中间群。胫后血管与胫神经通过踝管至足底，即分为足底内外侧血管与足底内外侧神经。

第三节　下肢腧穴解剖结构

一、居髎 GB29

【所属经脉】足少阳胆经。

【体表定位】在臀部，髂前上棘与股骨大转子最高点连线的中点处。

【操作方法】直刺1～1.5寸。

【临床主治】腰胯疼痛，下肢痿痹，疝气，少腹痛。

【进针层次】图8-1。

图8-1　居髎穴的断面解剖（右侧，水平切面）

1. 皮肤　有髂腹下神经外侧皮支分布。

2. 皮下组织　内有髂腹下神经外侧皮支。

3. 阔筋膜　为大腿深筋膜的浅层，宽阔而坚韧，是全身面积最大、最厚的深筋膜。阔筋膜上方附着于腹股沟韧带和髂嵴，并与臀筋膜和会阴筋膜相延续；下方止于胫骨内侧髁、胫骨外侧髁、胫骨粗隆、腓骨头和膝关节周围韧带及肌腱，与腘筋膜和小腿筋膜相延续。

4. 臀中肌　前上部位于臀部浅筋膜的深面，后下部位于臀大肌的深面。该肌起自髂骨翼外面，向下止于股骨大转子，由臀上神经支配。

5. 臀小肌　位于臀中肌的深面。该肌起自髂骨翼外面，向下止于股骨大转子前缘，由臀上神经支配。

二、秩边 BL54

【所属经脉】足太阳膀胱经。

【体表定位】在臀部，平第4骶后孔，骶正中嵴旁开3寸。

【操作方法】直刺1.5～3寸。

【临床主治】腰骶痛，下肢痿痹，便秘，痔疮，阴部肿痛，小便不利。

【进针层次】图8-2。

1. 皮肤　有臀上皮神经分布。该神经为第1～3腰神经的外侧皮支。

2. 皮下组织　较发达，有许多纤维束连接皮肤与深筋膜，其间充满较厚的皮下脂肪，内有臀上皮神经的分支。

图 8-2 秩边、胞肓穴的断面解剖（左侧，矢状切面）

3. 臀大肌 是位于臀部的浅层肌，大而肥厚，人类由于直立姿势的影响，形成特有的臀部隆起。该肌起自髂骨翼外面、骶骨后面和骶结节韧带，肌束斜向下外，止于股骨臀肌粗隆和髂胫束，由臀下神经支配。

4. 梨状肌和坐骨神经 梨状肌部分位于盆内，起自骶前孔外侧，穿坐骨大孔至臀部，将坐骨大孔分为梨状肌上下孔，止于股骨大转子，由梨状肌神经支配。坐骨神经为全身最粗大、最长的神经，由骶丛分出，经梨状肌下孔出骨盆，在臀大肌深面，经大转子与坐骨结节之间至大腿后面，在股二头肌长头深面继续下行，多在腘窝上角附近分为胫神经和腓总神经。

5. 臀小肌 详见"居髎"穴。

三、环跳 GB30

【所属经脉】足少阳胆经。

【体表定位】在臀部，股骨大转子最高点与骶管裂孔连线的外侧 1/3 与内侧 2/3 交点处。

【操作方法】直刺 2～3 寸。

【临床主治】腰腿痛，下肢痿痹，半身不遂。

【进针层次】图 8-3。

1. 皮肤 有臀上皮神经分布。

2. 皮下组织 此处纤维脂肪组织特别丰富，内有上述皮神经的分支。

3. 臀大肌 详见"秩边"穴。

4. 坐骨神经 详见"秩边"穴。

5. 上孖肌、闭孔内肌和下孖肌 均位于梨状肌下方，臀大肌与髋关节囊之间，自上而下分别是上孖肌、闭孔内肌和下孖肌。上下孖肌分别起自坐骨小切迹上下端附近骨面，止于股骨转子窝，由骶丛分支支配。闭孔内肌位于上下孖肌之间，起自闭孔膜内面及其周围骨面，穿坐骨小孔，止于股骨转子窝，由闭孔内肌神经支配。针刺角度偏上或偏下的不同，可刺中上孖肌、闭孔内肌或下孖肌，甚至可刺中梨状肌或股方肌。

下载 医开讲APP
扫描图片体验AR

股骨

1. 皮肤

2. 皮下组织

3. 臀大肌

4. 坐骨神经

坐骨   股后皮神经   环跳（足少阳胆经）

图 8-3　环跳穴的断面解剖（右侧，横切面）

四、承扶 BL36

【**所属经脉**】足太阳膀胱经。

【**体表定位**】在股后区，臀股沟的中点。

【**操作方法**】直刺 1.5 ～ 2.5 寸。

【**临床主治**】腰腿痛，下肢痿痹，痔疮。

【**进针层次**】图 8-4。

大收肌   小收肌   股骨   股外侧肌

1. 皮肤

2. 皮下组织

3. 臀大肌

6. 坐骨神经

4. 股后皮神经

5. 股二头肌长头和半腱肌   臀下皮神经

承扶（足太阳膀胱经）

图 8-4　承扶穴的断面解剖（右侧，横切面）

1. 皮肤 有臀下皮神经分布。该神经为股后皮神经的分支。

2. 皮下组织 内有臀下皮神经。

3. 臀大肌 详见"秩边"穴。

4. 股后皮神经 由骶丛发出后，经梨状肌下孔出盆腔，在臀大肌深面下行至股后区，分布于股后区皮肤。

5. 股二头肌长头和半腱肌 股二头肌位于大腿后面外侧浅筋膜的深面，该肌起点有长、短两头，长头起自坐骨结节，短头起自股骨粗线，两头合并，向下移行为肌腱，止于腓骨头。半腱肌是位于大腿后面内侧浅筋膜的深面，下部的肌腱圆细而长，几乎占肌的一半，故名；该肌起自坐骨结节，肌束向下移行为一长腱，在股薄肌和缝匠肌的肌腱深面及下方，止于胫骨粗隆内侧。上述两肌均由坐骨神经支配。

6. 坐骨神经 详见"秩边"穴。

五、殷门 BL37

【所属经脉】足太阳膀胱经。

【体表定位】在股后区，承扶与委中连线上，承扶下 6 寸。

【操作方法】直刺 1.5 ～ 2.5 寸。

【临床主治】腰腿痛，下肢痿痹。

【进针层次】图 8-5。

1. 皮肤
股骨
2. 皮下组织
股二头肌短头
4. 坐骨神经
3. 股二头肌长头
半膜肌
3. 半腱肌
股后皮神经
殷门（足太阳膀胱经）

图 8-5 殷门穴的断面解剖（右侧，横切面）

1. 皮肤 有股后皮神经分布。该神经为骶丛的分支。

2. 皮下组织 内有股后皮神经。

3. 股二头肌长头和半腱肌 详见"承扶"穴。

NOTE

4. 坐骨神经　详见"秩边"穴。

六、阴廉 LR11

【所属经脉】足厥阴肝经。

【体表定位】在股前区，大腿根部，气冲直下 2 寸，耻骨结节下方。

【操作方法】直刺 0.8 ～ 1 寸。

【临床主治】少腹疼痛，股内侧痛，月经不调，带下。

【进针层次】图 8-6。

图 8-6　阴廉穴的断面解剖（右侧，横切面）

1. 皮肤　有股神经前皮支分布。

2. 皮下组织　内有股神经前皮支、大隐静脉和腹股沟浅淋巴结。

3. 长收肌　位于大腿上部前内侧的皮下，耻骨肌的内侧，为一长三角形阔肌。该肌以短腱起自耻骨体和耻骨上支前面上部，肌束向外下方移行于扁腱，止于股骨粗线内侧唇中 1/3，由闭孔神经前支支配。

4. 短收肌　位于长收肌的深面，为近似三角形的阔肌。在长收肌和股薄肌起点的外侧起自耻骨下支，肌束向后外下方止于股骨粗线内侧唇上 1/3，由闭孔神经前支支配。

5. 小收肌　大收肌的上部称为小收肌。大收肌位于长、短收肌的深面，为内收肌群中最宽大的三角形肌。该肌起自坐骨结节、坐骨支和耻骨下支的前面，肌束呈放射状，斜向外下方，止于股骨粗线内侧唇全长和股骨收肌结节，由闭孔神经后支和坐骨神经分支支配。

七、伏兔 ST32

【所属经脉】足阳明胃经。

【体表定位】股前区，髌底上 6 寸，髂前上棘与髌底外侧端的连线上。

【操作方法】直刺 1 ～ 2 寸。

【临床主治】腰膝冷痛，下肢痿痹，脚气，疝气。

【进针层次】图 8-7。

图 8-7　伏兔穴的断面解剖（右侧，横切面）

1. 皮肤　有股神经前皮支和股外侧皮神经分布。股外侧皮神经为腰丛的分支。

2. 皮下组织　内有上述皮神经的分支。

3. 股直肌　为股四头肌之一，位于大腿前面正中。股四头肌有股直肌、股内侧肌、股外侧肌和股中间肌 4 个头。股直肌起自髂前下棘，股内侧肌和股外侧肌分别起自股骨粗线内外侧唇，股中间肌起自股骨体前面，4 个头向下形成一个腱，包绕髌骨的前面和两侧缘，并向下延续为髌韧带，止于胫骨粗隆，由股神经支配。

4. 旋股外侧动、静脉降支和股神经肌支　均位于进针部位的外侧。旋股外侧动脉是股深动脉的分支，旋股外侧静脉与同名动脉伴行，股神经是腰丛的分支。

5. 股中间肌　为股四头肌之一，位于股直肌深面，股内外侧肌之间。

八、风市 GB31

【所属经脉】足少阳胆经。

【体表定位】在大腿外侧，直立垂手，掌心贴于大腿外侧时，中指尖下。

【操作方法】直刺 1 ～ 1.5 寸。

【临床主治】下肢痿痹，半身不遂，遍身瘙痒，脚气。

【进针层次】图 8-8。

1. 皮肤　有股外侧皮神经分布。

2. 皮下组织　内有股外侧皮神经的分支。

3. 髂胫束　在大腿外侧阔筋膜甚为发达，上部包裹阔筋膜张肌的肌纤维，下部中间夹以坚强的纵行纤维而成的纵形带状腱膜，称为髂胫束。其上方起自髂前上棘至髂结节之间的髂嵴外侧唇，向下止于胫骨外侧髁，前部纤维为阔筋膜张的腱膜，后部纤维为臀大肌的肌腱延续部分。

图 8-8 风市穴的断面解剖（右侧，横切面）

4. 股外侧肌　为股四头肌之一，位于股直肌的外侧，详见"伏兔"穴。

5. 股中间肌　详见"伏兔"穴。

九、血海 SP10

【所属经脉】足太阴脾经。

【体表定位】在股前区，髌底内侧端上 2 寸，当股内侧肌隆起处。

【操作方法】直刺 1 ～ 1.2 寸。

【临床主治】月经不调，痛经，闭经，崩漏，瘾疹，湿疹，丹毒，膝痛，贫血。

【进针层次】图 8-9。

图 8-9 血海、梁丘穴的断面解剖（右侧，横切面）

1. 皮肤　有股神经前皮支分布。

2. 皮下组织　内有股神经前皮支的分支。

3. 股内侧肌　为股四头肌之一，位于股直肌的内侧，详见"伏兔"穴。

十、梁丘 ST34

【所属经脉】足阳明胃经。

【体表定位】在股前区，髌底外侧端上 2 寸，股外侧肌和股直肌腱之间。

【操作方法】直刺 1 ～ 1.5 寸。

【临床主治】急性胃痛，乳痈，膝肿，下肢不遂。

【进针层次】图 8-9。

1.皮肤　有股神经前皮支和股外侧皮神经分布。

2.皮下组织　内有上述皮神经的分支。

3.股直肌腱和股外侧肌之间　前者位于进针部位的内侧，后者位于进针部位的外侧。股直肌详见"伏兔"穴，股外侧肌详见"风市"穴。

4.旋股外侧动静脉降支和股神经肌支　详见"伏兔"穴。

5.股中间肌腱　股中间肌详见"伏兔"穴。

十一、犊鼻 ST35

【所属经脉】足阳明胃经。

【体表定位】在膝前区，髌韧带外侧凹陷中。

【操作方法】屈膝 90°，向内后斜刺 1 ～ 1.5 寸。

【临床主治】膝痛，下肢痿痹，脚气。

【进针层次】图 8-10。

图 8-10　犊鼻穴的断面解剖（右侧，横切面）

1.皮肤　有腓肠外侧皮神经和股神经前皮支分布。

2.皮下组织　内有上述皮神经的分支。

3.髌韧带与髌外侧支持带之间　前者位于进针部位的内侧，后者位于进针部位的外侧。髌韧带肥厚而坚韧，位于关节囊前部，为股四头肌腱延续的部分，上方起自髌尖和髌关节面的下方，向下止于胫骨粗隆及胫骨前嵴的上部。髌外侧支持带为股外侧肌腱的一部分，起自股外侧肌腱及髌底，沿髌韧带的外侧向下，止于胫骨上端的外侧面。

4.膝关节囊　该囊广阔而松弛，各部厚薄不一。

5.翼状襞　位于髌骨下方中线的两旁，由关节囊滑膜层向关节腔内突出形成的，襞内充以脂肪组织，充填关节内的空隙。

若继续深刺，针尖可穿过翼状襞进入关节腔。

十二、委中 BL40

【所属经脉】足太阳膀胱经。

【体表定位】在膝后区，腘横纹中点，当股二头肌腱与半腱肌腱中间。

【操作方法】直刺 0.5 ～ 1 寸，或点刺出血。

【临床主治】腰痛，下肢痿痹，半身不遂，腘筋挛急，腹痛吐泻，小便不利，遗尿，丹毒，瘾疹，疔疮。

【进针层次】图 8-11。

下载 医开讲APP
扫描图片体验AR

1. 皮肤
2. 皮下组织
3. 腓肠肌内侧头
4. 腘动静脉
小隐静脉
股后皮神经
委中（足太阳膀胱经）
跖肌
3. 腓肠肌外侧头
腓肠肌动脉
4. 胫神经
腓肠内侧皮神经

图 8-11 委中穴的断面解剖（右侧，横切面）

1. 皮肤 有股后皮神经分布。

2. 皮下组织 内有小隐静脉、腓肠内侧皮神经和股后皮神经的分支。

3. 腓肠肌内外侧头之间 腓肠肌是位于小腿后面的浅层肌，与其深面的比目鱼肌共同组成小腿三头肌。该肌有内外侧两个头，外侧头起自股骨外侧髁后面，内侧头起自股骨内侧髁后面，两个头的肌束向下，于小腿中部相互愈着，移行为腱膜，与比目鱼肌腱膜相愈合向下移行为跟腱，止于跟骨结节，由胫神经支配。

4. 胫神经及腘动静脉 胫神经是坐骨神经的终支之一，多在腘窝上角由坐骨神经分出，然后沿腘窝中线在比目鱼肌深面，伴胫后动静脉下行，经内踝后方屈肌支持带深面的踝管至足底，分为足底内侧神经和足底外侧神经。腘动脉由股动脉直接延续而来，自收肌管下口处，向下在腘窝深面下行，至腘肌下缘处分为胫前动脉和胫后动脉。腘静脉与腘动脉伴行，向上延续为股静脉。

【针刺意外与预防】该穴深面有腘动静脉，若刺中动脉，针尖有搏动感；若大幅度提插捻转，则可能引起大的血肿。由于血管神经在腘窝内由浅入深和由外侧向内侧排列的顺序是胫神经、腘静脉和腘动脉，因此进针时不宜偏内侧，以免刺中血管。

十三、委阳 BL39

【所属经脉】足太阳膀胱经。

【体表定位】在膝后区，腘横纹外侧端，当股二头肌腱的内侧缘。

【操作方法】直刺 0.5 ～ 1 寸。

【临床主治】腹满，水肿，小便不利，腰脊强痛，下肢痿痹。

【进针层次】图 8-12。

1. 皮肤
2. 皮下组织
6. 腘肌起始腱
3. 股二头肌
4. 腓总神经
委阳（足太阳膀胱经）
腓肠外侧皮神经
5. 腓肠肌外侧头
跖肌
股后皮神经

图 8-12 委阳穴的断面解剖（右侧，横切面）

1. 皮肤 有股后皮神经分布。

2. 皮下组织 内有股后皮神经的分支和腓肠外侧皮神经。

3. 股二头肌 详见"承扶"穴。

4. 腓总神经 在腘窝上角由坐骨神经发出后，沿股二头肌腱内侧缘行向外下方，绕腓骨颈即分为腓浅神经和腓深神经。

5. 腓肠肌外侧头 详见"委中"穴。

6. 腘肌起始腱 腘肌位于腓肠肌的深面，胫骨上端的后面，为扁平的三角形肌。该肌以细腱起自股骨外上髁，肌束斜向内下方，止于胫骨比目鱼肌线以上的骨面，由胫神经支配。

十四、曲泉 LR8

【所属经脉】足厥阴肝经。

【体表定位】在膝部，当膝关节内侧端，股骨内侧髁的后缘，半腱肌、半膜肌止端的前缘凹陷处。

【操作方法】屈膝，直刺 1 ～ 1.5 寸。

【临床主治】月经不调，痛经，带下，阴挺，阴痒，产后腹痛，遗精，阳痿，疝气，小便不利，膝痛，下肢痿痹，癫痫，头痛，目眩，目赤。

【进针层次】图 8-13。

图 8-13　曲泉穴的断面解剖（右侧，横切面）

1. 皮肤　有隐神经髌下支和隐神经分布。隐神经为股神经的分支。

2. 皮下组织　内有上述皮神经的分支和大隐静脉。

3. 缝匠肌和股薄肌腱　均位于进针部位的前缘。缝匠肌是位于大腿前面及内侧面的浅层肌，为全身最长的带形肌。该肌起自髂前上棘，肌纤维自外上方斜行内下方，绕过股骨收肌结节的后方，止于胫骨上端的内侧面，由股神经支配。股薄肌是位于大腿最内侧的浅层肌，为带状长肌。该肌起自耻骨下支的前面，肌束向下移行为长腱，经股骨内上髁和膝关节后方的内侧，在缝匠肌腱的深面止于胫骨上端的内侧面，由闭孔神经前支支配。

4. 半膜肌腱　半膜肌位于大腿后内侧浅筋膜的深面，半腱肌的内侧，为梭形肌。该肌以较长的腱膜起自坐骨结节，肌束向下集中移行为短腱，经膝关节后内侧，在半腱肌腱的深面，止于胫骨内侧髁的后面，由坐骨神经支配。

5. 腓肠肌内侧头　腓肠肌详见"委中"穴。

【针刺意外与预防】　若继续直刺过深，针尖可通过腓肠肌内侧头，进而可刺中位于腘窝的腘动静脉和胫神经；若刺中血管，并大幅度提插捻转，则可能引起大的血肿。

十五、阳陵泉 GB34

【所属经脉】 足少阳胆经。

【体表定位】 在小腿外侧，腓骨头前下方凹陷中。

【操作方法】 直刺 1～1.5 寸。

【临床主治】 黄疸，胁痛，口苦，吞酸，下肢麻木、拘急，膝髌肿痛，小儿惊风。

【进针层次】 图 8-14。

1. 皮肤　有腓肠外侧皮神经分布。该神经为腓总神经的分支。

2. 皮下组织　内有腓肠外侧皮神经。

3. 腓骨长肌　是位于小腿外侧的浅层肌，紧贴腓骨的外侧面，下方遮盖腓骨短肌。该肌起自腓骨外侧面上 2/3，肌束向下移行为长腱，经腓骨短肌的后面，行于外踝的后方，经腓骨肌上下支持带的深面至足底，止于内侧楔骨和第 1 跖骨底，由腓浅神经支配。

4. 腓总神经　详见"委阳"穴。

图 8-14 阳陵泉穴的断面解剖（右侧，横切面）

5. 趾长伸肌 是位于小腿前外侧的浅层肌，其内侧上方为胫骨前肌，下方为蹈长伸肌。该肌起自胫骨上端、腓骨前面及小腿骨间膜，肌束向下移行为一长的总腱，经伸肌上下支持带的深面至足背，向下分为 4 个腱，分别止于第 2 ～ 5 趾的中节、远节趾骨底背面，由腓深神经支配。

若继续深刺，针尖可穿过小腿骨间膜，向内侧透刺阴陵泉穴。

十六、阴陵泉 SP9

【所属经脉】足太阴脾经。

【体表定位】在小腿内侧，胫骨内侧髁后下缘与胫骨内侧缘之间的凹陷中。

【操作方法】直刺 1 ～ 2 寸。

【临床主治】腹胀，水肿，黄疸，泄泻，小便不利，阴茎痛，遗精，妇人阴痛，带下，膝痛，半身不遂，下肢痿痹，虚劳。

【进针层次】图 8-15。

1. 皮肤 有隐神经分布。

2. 皮下组织 内有隐神经和大隐静脉。

3. 半腱肌腱 半腱肌详见"承扶"穴。

4. 腓肠肌内侧头和半膜肌腱 腓肠肌详见"委中"穴，半膜肌位于进针部位的前方，详见"曲泉"穴。

若继续深刺，针尖可刺中胫神经和腘动静脉。

图 8-15 阴陵泉穴的断面解剖（右侧，横切面）

十七、足三里 ST36

【所属经脉】足阳明胃经。

【体表定位】在小腿外侧，犊鼻下 3 寸，犊鼻与解溪穴的连线上。

【操作方法】直刺 1 ～ 2 寸。

【临床主治】胃痛，呕吐，腹胀，腹痛，肠鸣，食不化，泄泻，便秘，痢疾，乳痈，虚劳羸瘦，咳嗽，气喘，心悸，气短，头晕，失眠，癫狂，膝痛，下肢痿痹，脚气，水肿。

【进针层次】图 8-16。

图 8-16 足三里穴的断面解剖（右侧，横切面）

1. 皮肤　有腓肠外侧皮神经分布。

2. 皮下组织　内有腓肠外侧皮神经的分支。

3. 胫骨前肌　是位于小腿前外侧的浅层肌，紧贴胫骨的外侧面，其外侧的上方与趾长伸肌相邻，下方与蹈长伸肌相邻。该肌起自胫骨外侧面的上 2/3，肌束向下移行为长腱，经伸肌上下支持带的深面至足背，止于内侧楔骨和第 1 跖骨底，由腓深神经支配。

4. 腓深神经及胫前动静脉　均位于进针部位的外侧。腓深神经自腓总神经发出后，穿腓骨长肌起始部进入小腿前骨筋膜鞘，与胫前动脉伴行，沿途发出肌支支配小腿前群肌。胫前动脉在腘肌下缘起自腘动脉，向前穿小腿骨间膜上端进入小腿前骨筋膜鞘，沿小腿骨间膜前面下行，其上 1/3 段位于胫骨前肌与趾长伸肌之间，下 2/3 段位于胫骨前肌与蹈长伸肌之间，至踝关节前方中点处移行为足背动脉。胫前静脉与胫前动脉伴行，向上注入腘静脉。

5. 小腿骨间膜　为一坚韧的纤维膜，连结胫腓骨的骨间嵴之间。

6. 胫骨后肌　位于小腿三头肌的深面，趾长屈肌和蹈长屈肌之间。该肌起自小腿骨间膜后面及胫腓骨后面，肌腱经内踝后方，穿踝管至足底内侧缘，止于足舟骨粗隆以及内侧、中间和外侧楔骨的跖面，由胫神经支配。

十八、上巨虚 ST37

【所属经脉】足阳明胃经。

【体表定位】在小腿外侧，犊鼻下 6 寸，犊鼻与解溪穴的连线上。

【操作方法】直刺 1 ～ 1.5 寸。

【临床主治】腹痛，肠痛，泄泻，便秘，下肢痿痹，脚气。

【进针层次】图 8-17。

图 8-17　上巨虚穴的断面解剖（右侧，横切面）

1. 皮肤　有腓肠外侧皮神经分布。

2. 皮下组织　内有腓肠外侧皮神经的分支。

3. 胫骨前肌　详见"足三里"穴。

NOTE

4. 腓深神经及胫前动静脉 均位于进针部位的外侧，详见"足三里"穴。

5. 小腿骨间膜 详见"足三里"穴。

6. 胫骨后肌 详见"足三里"穴。

十九、下巨虚 ST39

【所属经脉】足阳明胃经。

【体表定位】在小腿外侧，犊鼻下 9 寸，犊鼻与解溪穴的连线上。

【操作方法】直刺 1 ～ 1.5 寸。

【临床主治】腹痛，腰脊痛引睾丸，泄泻，便秘，乳痈，下肢痿痹。

【进针层次】图 8-18。

图 8-18 下巨虚穴的断面解剖（右侧，横切面）

1. 皮肤 有腓肠外侧皮神经分布。

2. 皮下组织 内有腓肠外侧皮神经的分支。

3. 胫骨前肌 详见"足三里"穴。

4. 腓深神经及胫前动静脉 详见"足三里"穴。

5. 小腿骨间膜 详见"足三里"穴。

6. 胫骨后肌 详见"足三里"穴。

二十、条口 ST38

【所属经脉】足阳明胃经。

【体表定位】在小腿外侧，犊鼻下 8 寸，犊鼻与解溪穴的连线上。

【操作方法】直刺 1 ～ 2 寸。

【临床主治】下肢痿痹，跗肿，转筋，肩臂痛。

【进针层次】图 8-19。

图 8-19 条口、丰隆穴的断面解剖（右侧，横切面）

1. 皮肤 有腓肠外侧皮神经分布。

2. 皮下组织 内有腓肠外侧皮神经的分支。

3. 胫骨前肌 详见"足三里"穴。

4. 腓深神经及胫前动静脉 均位于进针部位的外侧，详见"足三里"穴。

5. 小腿骨间膜 详见"足三里"穴。

6. 胫骨后肌 详见"足三里"穴。

二十一、丰隆 ST40

【所属经脉】足阳明胃经。

【体表定位】在小腿外侧，外踝尖上 8 寸，犊鼻与外踝尖连线的中点；或条口穴外侧一横指。

【操作方法】直刺 1 ～ 1.5 寸。

【临床主治】痰多，咳嗽，哮喘，头痛，眩晕，癫狂痫，下肢痿痹。

【进针层次】图 8-19。

1. 皮肤 有腓肠外侧皮神经分布。

2. 皮下组织 内有腓肠外侧皮神经的分支。

3. 趾长伸肌 详见"阳陵泉"穴。

4. 踇长伸肌 位于胫骨前肌与趾长伸肌之间，其上端被该两肌遮盖，下端位于浅筋膜深面。该肌起自腓骨内侧面下 2/3 和小腿骨间膜，肌束向下移行为长腱，经伸肌上下支持带的深面至足背，止于踇趾远节趾骨底背面，由腓深神经支配。

5. 小腿骨间膜　详见"足三里"穴。

6. 胫骨后肌　详见"足三里"穴。

二十二、承山 BL57

【所属经脉】足太阳膀胱经。

【体表定位】在小腿后区，腓肠肌肌腹与肌腱交角处。

【操作方法】直刺 0.7 ～ 1 寸。

【临床主治】痔疮，便秘，腰腿拘急、疼痛，脚气。

【进针层次】图 8-20。

图 8-20　承山穴的断面解剖（右侧，横切面）

1. 皮肤　有腓肠内侧皮神经分布。该神经为胫神经的分支。

2. 皮下组织　内有腓肠内侧皮神经的分支和小隐静脉。

3. 腓肠肌　详见"委中"穴。

4. 比目鱼肌　位于腓肠肌的深面，状如比目鱼，故名。该肌起自腓骨上部后面和胫骨比目鱼肌线，向下移行为跟腱，止于跟骨结节，由胫神经支配。

5. 胫神经及胫后动、静脉　胫神经详见"委中"穴。胫后动脉为胭动脉的终支之一，在胭肌下缘由胭动脉分出，然后沿小腿后面浅深层屈肌之间下行，经内踝后方，屈肌支持带深面的踝管转至足底，分为足底内外侧动脉。胫后静脉与胫后动脉伴行，向上注入胭静脉。

二十三、地机 SP8

【所属经脉】足太阴脾经。

【体表定位】在小腿内侧，阴陵泉下 3 寸，胫骨内侧缘后际。

【操作方法】直刺 1 ～ 1.5 寸。

【临床主治】食欲不振，腹胀，泄泻，水肿，小便不利，月经不调，痛经，遗精，腰痛，下肢痿痹。

【进针层次】图 8-21。

图 8-21 地机穴的断面解剖（右侧，横切面）

1. 皮肤 有隐神经分布。

2. 皮下组织 内有隐神经的分支和大隐静脉。

3. 腓肠肌 详见"委中"穴。

4. 比目鱼肌 详见"承山"穴。

若继续深刺，针尖可刺中胫神经和胫后动静脉。

二十四、飞扬 BL58

【所属经脉】足太阳膀胱经。

【体表定位】在小腿后区，昆仑穴直上 7 寸，承山穴外下方 1 寸处。

【操作方法】直刺 1 ～ 1.5 寸。

【临床主治】头痛，目眩，鼻塞，鼻衄，腰腿疼痛，下肢无力，痔疮。

【进针层次】图 8-22。

1. 皮肤 有腓肠外侧皮神经分布。

2. 皮下组织 内有腓肠外侧皮神经的分支。

3. 小腿三头肌 由腓肠肌和比目鱼肌组成。腓肠肌详见"委中"穴，比目鱼肌详见"承山"穴。

4. 𧿹长屈肌 位于小腿三头肌深面，腓骨后面。该肌起自腓骨体后面下 2/3 和邻近的小腿骨间膜，肌腱经内踝后方，穿踝管至足底，与趾长屈肌腱交叉后，止于𧿹趾远节趾骨底，由胫神经支配。

若继续直刺深刺，针尖可刺中胫神经和胫动静脉。

NOTE

图 8-22　飞扬穴的断面解剖（右侧，横切面）

二十五、蠡沟 LR5

【所属经脉】足厥阴肝经。

【体表定位】在小腿内侧，内踝上 5 寸，胫骨内侧面的中央。

【操作方法】平刺 0.5～0.8 寸。

【临床主治】月经不调，带下，阴挺，阴痒，疝气，睾丸肿痛，阳强，阳缩，小便不利，腰痛。

【进针层次】图 8-23。

图 8-23　蠡沟穴的断面解剖（右侧，横切面）

1. 皮肤　有隐神经分布。

2. 皮下组织　内有隐神经的分支和大隐静脉的属支。

该穴的深面为胫骨内侧面的骨面。

二十六、光明 GB37

【所属经脉】足少阳胆经。

【体表定位】在小腿外侧，外踝尖上 5 寸，腓骨前缘。

【操作方法】直刺 1～1.5 寸。

【临床主治】目痛，夜盲，近视，乳房胀痛，乳少，下肢痿痹。

【进针层次】图 8-24。

图 8-24　光明穴的断面解剖（右侧，横切面）

1. 皮肤　有腓肠外侧皮神经分布。

2. 皮下组织　内有腓肠外侧皮神经的分支和腓浅神经。

3. 腓骨短肌　位于腓骨长肌的深面，为羽状肌。该肌起自腓骨外侧面下 2/3 及小腿前、后肌间隔，其肌腱与腓骨长肌腱一起下降，行至外踝后方，经腓骨肌上下支持带的深面，沿跟骨外侧面向前行，止于第 5 跖骨粗隆，由腓浅神经支配。

4. 小腿前肌间隔　在外侧发出小腿前肌间隔附着于腓骨骨膜，分隔小腿前群肌和外侧群肌。

5. 趾长伸肌　详见"阳陵泉"穴。

6. 鉧长伸肌　详见"丰隆"穴。

7. 腓深神经及胫前动、静脉　均位于进针部位的前方，详见"足三里"穴。

8. 小腿骨间膜　详见"足三里"穴。

9. 胫骨后肌　详见"足三里"穴。

二十七、三阴交 SP6

【所属经脉】足太阴脾经。

【体表定位】在小腿内侧，内踝尖上 3 寸，胫骨内侧缘后际。

【操作方法】直刺 1～1.5 寸。

【临床主治】月经不调，崩漏，带下，阴挺，经闭，不孕，难产，恶露不尽，遗精，阳痿，阴茎痛，疝气，小便不利，遗尿，水肿，腹痛，肠鸣，泄泻，便秘，失眠，下肢痿痹，湿疹。

【进针层次】图 8-25。

图 8-25　三阴交穴的断面解剖（右侧，横切面）

1. 皮肤　有隐神经分布。

2. 皮下组织　内有隐神经和大隐静脉。

3. 趾长屈肌　位于小腿三头肌深面，胫骨后面，姆长屈肌和胫骨后肌的内侧。该肌起自胫骨后面中 1/3，肌束向下移行为长腱，在胫骨下端后面与胫骨后肌腱交叉，经内踝后方，在胫骨后肌腱与姆长屈肌腱之间穿踝管至足底，分为 4 条腱，止于第 2～5 趾的远节趾骨底，由胫神经支配。

4. 胫骨后肌　详见"足三里"穴。

5. 姆长屈肌　详见"飞扬"穴。

若向后外斜刺，针尖可刺中胫后动静脉和胫神经。

二十八、悬钟 GB39

【所属经脉】足少阳胆经。

【体表定位】在小腿外侧，外踝尖上 3 寸，腓骨前缘。

【操作方法】直刺 1～1.5 寸。

【临床主治】痴呆，中风，颈项强痛，胸胁胀满，下肢痿痹。

【进针层次】图 8-26。

1. 皮肤　有腓肠外侧皮神经分布。

2. 皮下组织　内有腓肠外侧皮神经的分支。

3. 趾长伸肌　详见"阳陵泉"穴。

4. 小腿骨间膜　详见"足三里"穴。

若继续深刺，针尖可穿过小腿骨间膜，可刺中腓动静脉。

图 8-26　悬钟、跗阳穴的断面解剖（右侧，横切面）

二十九、复溜 KI7

【所属经脉】足少阴肾经。

【体表定位】在小腿内侧，内踝尖上 2 寸，跟腱前缘。

【操作方法】直刺 0.5 ～ 1 寸。

【临床主治】水肿，腹胀，泄泻，盗汗，热病无汗，下肢痿痹。

【进针层次】图 8-27。

图 8-27　复溜穴的断面解剖（右侧，横切面）

1. 皮肤　有隐神经分布。

2. 皮下组织　内有隐神经的分支。

3. 胫神经及胫后动静脉与跟腱、跖肌腱之间　胫神经及胫后动静脉位于进针部位的前方，跟腱和跖肌腱位于进针部位的后方。胫神经详见"委中"穴，胫后动静脉详见"承山"穴。跟腱为小腿三头肌下端的肌腱，止于跟骨结节。跖肌位于腓肠肌外侧头与比目鱼肌之间，肌腹呈细小的梭形，但腱非常长；该肌起自腘面外下部及膝关节囊后面，向下移行于跟腱内侧或单独止于跟骨结节，由胫神经支配。

4. 踇长屈肌　详见"飞扬"穴。

三十、太溪 KI3

【**所属经脉**】足少阴肾经。

【**体表定位**】在踝内侧，内踝尖与跟腱之间的凹陷中。

【**操作方法**】直刺 0.5 ～ 1 寸。

【**临床主治**】月经不调，遗精，阳痿，小便频数，消渴，泄泻，腰痛，头晕，目眩，耳聋，耳鸣，咽喉肿痛，齿痛，失眠，咳喘，咳血。

【**进针层次**】图 8-28。

图 8-28　太溪穴的断面解剖（右侧，横切面）

1. 皮肤　有隐神经分布。

2. 皮下组织　内有隐神经的分支。

3. 胫神经及胫后动静脉与跟腱、踇肌腱之间　胫神经及胫后动静脉位于进针部位的前方，跟腱和踇肌腱位于进针部位的后方。胫神经详见"委中"穴，胫后动静脉详见"承山"穴，跟腱和踇肌腱详见"复溜"穴。

4. 踇长屈肌　详见"飞扬"穴。

若偏向前外斜刺，针尖有可刺中胫神经和胫后动脉静脉。

三十一、昆仑 BL60

【**所属经脉**】足太阳膀胱经。

【**体表定位**】在踝外侧，外踝尖与跟腱之间凹陷中。

【**操作方法**】直刺 0.5 ～ 1 寸。

【**临床主治**】头痛，项强，目眩，鼻衄，腰骶痛，足跟痛，肩背拘急，难产，癫痫。

【**进针层次**】图 8-29。

图 8-29　昆仑穴的断面解剖（右侧，横切面）

1. 皮肤　有腓肠神经分布。该神经由腓肠内侧皮神经和腓神经交通支汇合而成。

2. 皮下组织　内有腓肠神经和小隐静脉。

3. 疏松结缔组织　针在跟腱前方进入疏松结缔组织。

三十二、解溪 ST41

【所属经脉】足阳明胃经。

【体表定位】在踝前区，踝关节前面中央凹陷中，姆长伸肌腱与趾长伸肌腱之间。

【操作方法】直刺 0.5 ～ 1 寸。

【临床主治】头痛，眩晕，癫狂，腹胀，便秘，下肢痿痹，足踝肿痛。

【进针层次】图 8-30。

图 8-30　解溪穴的断面解剖（右侧，横切面）

1. 皮肤　有足背内侧皮神经分布。该神经为腓浅神经的分支。

2. 皮下组织　内有足背内侧皮神经的分支和足背浅静脉。

3. 姆长伸肌与趾长伸肌腱之间 姆长伸肌位于进针部位的内侧，趾长伸肌腱位于进针部位的外侧。姆长伸肌详见"丰隆"穴，趾长伸肌详见"阳陵泉"穴。

4. 腓深神经及胫前动静脉 详见"足三里"穴。

该穴的深面为距骨。

三十三、申脉 BL62

【所属经脉】足太阳膀胱经。

【体表定位】在踝外侧，外踝尖直下，外踝下缘与跟骨之间凹陷中。

【操作方法】直刺 0.2 ～ 0.3 寸。

【临床主治】头痛，眩晕，失眠，嗜睡，癫狂痫，腰腿痛，项强，足外翻。

【进针层次】图 8-31。

1. 皮肤
2. 皮下组织
4. 腓骨短肌腱
3. 腓骨长肌腱
申脉（足太阳膀胱经）
5. 距跟外侧韧带
跟骨
腓肠神经
小隐静脉

图 8-31 申脉穴的断面解剖（右侧，横切面）

1. 皮肤 有腓肠神经支配。

2. 皮下组织 内有腓肠神经和小隐静脉。

3. 腓骨长肌腱 腓骨长肌详见"阳陵泉"穴。

4. 腓骨短肌腱 腓骨短肌详见"光明"穴。

5. 距跟外侧韧带 起自距骨外突，止于跟骨外侧面。

三十四、照海 KI6

【所属经脉】足少阴肾经。

【体表定位】在踝内侧，内踝尖下 1 寸，内踝下缘边际凹陷中。

【操作方法】直刺 0.3 ～ 0.5 寸。

【临床主治】月经不调，痛经，带下，阴挺，阴痒，小便频数，癃闭，咽喉干痛，目赤肿痛，痫证，失眠。

【进针层次】图 8-32。

图 8-32 照海穴的断面解剖（右侧，冠状切面）

1. 皮肤 有隐神经分布。

2. 皮下组织 内有隐神经的分支。

3. 胫骨后肌腱 胫骨后肌详见"足三里"穴。

该穴的深面为距骨。

三十五、丘墟 GB40

【所属经脉】足少阳胆经。

【体表定位】在踝前区，外踝前下方，趾长伸肌腱外侧凹陷中。

【操作方法】直刺 0.5 ～ 0.8 寸。

【临床主治】目赤肿痛，胸胁胀痛，下肢痿痹，中风瘫痪，疝气，疟疾。

【进针层次】图 8-33。

图 8-33 丘墟穴的断面解剖（右侧，横切面）

1. 皮肤 有足背外侧皮神经分布。该神经为腓肠神经的终支。

2. 皮下组织 内有足背外侧皮神经的分支。

3. 趾短伸肌 是位于足背的浅层肌，为弱小的扁肌。该肌起自跟骨前端的上面和外侧面及伸肌支持带，肌束行向前内方，移行为细腱，分别止于第 2～4 趾的趾背腱膜，由腓深神经支配。

4. 距跟外侧韧带 详见"申脉"穴。

5. 跗骨窦 为跟骨的跟骨沟与距骨的距骨沟构成的漏斗形腔隙，窦内有脂肪组织填充。该穴的深面为距骨和跟骨。

三十六、足临泣 GB41

【所属经脉】足少阳胆经。

【体表定位】在足背，第 4、第 5 跖骨底结合部的前方，第 5 趾长伸肌腱外侧凹陷中。

【操作方法】直刺 0.3～0.5 寸。

【临床主治】偏头痛，目赤肿痛，胁肋疼痛，足跗肿痛，月经不调，乳痈，乳胀。

【进针层次】图 8-34。

图 8-34 足临泣穴的断面解剖（右侧，冠状切面）

1. 皮肤 有足背中间皮神经分布。该神经为腓浅神经的分支。

2. 皮下组织 内有足背中间皮神经的分支和足背浅静脉。

3. 第 4 骨间背侧肌和第 3 骨间足底肌 两肌均位于第 4、第 5 跖骨之间，均由足底外侧神经支配。第 4 骨间背侧肌起自第 4、第 5 跖骨的相对缘，止于第 4 趾骨近节趾骨底的外侧和趾背腱膜；第 3 骨间足底肌起自第 5 跖骨近侧端的内侧面，止于第 5 趾骨近节趾骨底和趾背腱膜。

若继续深刺，针尖可通过第 4、第 5 跖骨之间至足底，刺中姆收肌斜头、足底外侧神经和足底外侧动静脉。

三十七、太冲 LR3

【所属经脉】足厥阴肝经。

【体表定位】在足背，第1、第2跖骨结合部的前方凹陷中。

【操作方法】直刺0.5～0.8寸。

【临床主治】头痛，眩晕，耳聋，耳鸣，口㖞，目赤肿痛，咽干咽痛，胁痛，黄疸，呕吐，月经不调，痛经，经闭，崩漏，带下，遗精，阳痿，早泄，阳强，阳缩，中风，癫狂痫，小儿惊风，脏躁，郁证，健忘，失眠，癃闭，遗尿，下肢痿痹，足跗肿痛。

【进针层次】图8-35。

图8-35　太冲穴的断面解剖（右侧，冠状切面）

1. 皮肤　有足背内侧皮神经分布。

2. 皮下组织　内有足背内侧皮神经和足背静脉弓。

3. 踇长短伸肌腱与趾长伸肌腱之间　前者位于进针部位的内侧，后者位于进针部位的外侧。踇长伸肌详见"丰隆"穴，趾长伸肌详见"阳陵泉"穴。踇短伸肌位于趾长伸肌的内侧，起自跟骨前端的上面和外侧面，肌束斜向前内方，移行于细腱，止于踇趾近节趾骨底的背面，由腓深神经支配。

4. 第1趾背动静脉和腓深神经　第1趾背动脉是足背动脉的分支，第1趾背静脉是足背静脉的属支。腓深神经来自腓总神经，经踝关节前方至足背，行于第1跖骨间隙，其末端分为两支，分布于第1、第2趾的相对缘皮肤。

5. 第1骨间背侧肌　位于第1、第2跖骨之间。该肌起自第1、第2跖骨的相对缘，向前止于第2趾骨近节趾骨底的内侧面和趾背腱膜，由足底外侧神经支配。

若继续深刺，针尖可通过第1、第2跖骨之间至足底，刺中踇收肌斜头和踇短屈肌。

三十八、公孙 SP4

【所属经脉】足太阴脾经。

【体表定位】在足内侧，第1跖骨底的前下缘赤白肉际处。

【操作方法】直刺0.5～1寸。

【临床主治】胃痛，呕吐，食不化，腹痛，腹胀，黄疸，肠鸣，泄泻，痢疾，心痛，胸闷，失眠，嗜睡，癫狂，水肿。

【进针层次】图 8-36。

图 8-36　公孙穴的断面解剖（右侧，冠状切面）

1. 皮肤　有隐神经的足内缘支分布。

2. 皮下组织　纤维结缔组织多，脂肪组织少，故较为致密。内有隐神经的足内侧缘支和大隐静脉的属支。

3. 蹋展肌　是位于足底内侧缘的浅层肌，为坚强的羽状肌。该肌起自跟骨结节的内侧及舟骨粗隆，肌束向前移行于肌腱，止于蹋趾近节趾骨底的跖面，由足底内侧神经支配。

4. 蹋短屈肌　位于蹋展肌的外侧和深面，紧贴第 1 跖骨。该肌起点有内外侧头，内侧头起自内侧楔骨的跖面，外侧头起自胫骨后肌腱和足底内侧肌间隔，止于蹋趾近节趾骨底的跖面，由足底内侧神经支配。

5. 蹋长屈肌腱　蹋长屈肌详见"飞扬"穴。该肌腱在此处位于蹋短屈肌内外侧头之间，针刺此腱有一定的韧性阻力。

若向前外可透刺涌泉，可刺及蹋收肌、第 2 趾足底总神经及第 2 跖足底总动静脉。

三十九、涌泉 KI1

【所属经脉】足少阴肾经。

【体表定位】在足底，蜷足时，足前部凹陷处；或足底第 2、第 3 趾趾缝纹端与足跟连线的前 1/3 与后 2/3 交点处。

【操作方法】直刺 0.5～1 寸。

【临床主治】头顶痛，眩晕，昏厥，癫痫，小儿惊风，失眠，便秘，小便不利，咽喉肿痛，咽干，失音，足心热。

【进针层次】图 8-37。

1. 皮肤　有足底内外侧神经分布。

2. 皮下组织　内有上述神经的分支。并有众多的纤维束，外连皮肤，内连足底腱膜。

3. 足底腱膜　又称跖腱膜，为足底中间部特别增厚的深筋膜，相当于手掌的掌腱膜。

足收肌
3. 足底腱膜
4. 第2趾足底总神经
4. 第2跖足底总动静脉
涌泉（足少阴肾经）

1. 皮肤
2. 皮下组织
3. 足底腱膜
5. 第2蚓状肌

图 8-37　涌泉穴的断面解剖（右侧，冠状切面）

4. 第 2 趾足底总神经和第 2 跖足底总动静脉　第 2 趾足底总神经是足底内侧神经的分支，第 2 跖足底总动脉是足底动脉弓的分支，第 2 跖足底总静脉是足底静脉弓的属支。

5. 第 2 蚓状肌　位于足底腱膜的深面，第 2、第 3 趾长屈肌腱之间。该肌起自第 2、第 3 趾长屈肌腱的相对缘，绕过第 3 趾骨近节趾骨底，移行于趾背腱膜，由足底外侧神经支配。

若继续深刺，针尖可刺入第 2、第 3 跖骨之间的第 1 骨间足底肌。

四十、内庭 ST44

【所属经脉】足阳明胃经。

【体表定位】在足背，第 2、第 3 趾之间，趾蹼缘后方赤白肉际处。

【操作方法】直刺或向上斜刺 0.5 ～ 1 寸。

【临床主治】头痛，齿痛，咽喉肿痛，口喎，鼻衄，热病，腹痛，腹胀，便秘，痢疾，足背肿痛。

【进针层次】图 8-38。

1. 皮肤　有足背内侧皮神经的趾背神经分布。

2. 皮下组织　内有足背内侧皮神经的趾背神经和足背浅静脉。

3. 第 2 趾长短伸肌腱与第 3 趾长短伸肌腱之间　前者位于进针部位的内侧，后者位于进针部位的外侧。趾长伸肌详见"阳陵泉"穴，趾短伸肌详见"丘墟"穴。

4. 第 2 趾背动静脉　第 2 趾背动脉是第 2 跖背动脉的分支，趾背静脉是第 2 跖背静脉的属支。

该穴的深面为第 2、第 3 跖骨头之间。

图 8-38　内庭穴的断面解剖（右侧，冠状切面）

四十一、至阴 BL67

【所属经脉】足太阳膀胱经。

【体表定位】在足趾，小趾末节外侧，趾甲根角旁 0.1 寸。

【操作方法】浅刺 0.1 寸，或点刺出血。

【临床主治】胎位不正，难产，胞衣不下，头痛，鼻塞，鼻衄，目痛。

【进针层次】图 8-39。

图 8-39　至阴穴的断面解剖（右侧，冠状切面）

1. 皮肤　有足背外侧皮神经的趾背神经分布。

2. 皮下组织　由致密的纤维结缔组织和少量的脂肪组织构成。内有上述皮神经的分支和趾背动静脉。由于该穴皮肤厚，皮下组织致密，神经末梢丰富，故针刺时有明显的痛感。

该穴的深面为小趾远节趾骨。

附　录

一、多学科研究穴位的方法

20 世纪 50 年代起，国内外科学工作者对针灸穴位实质的研究报道甚多，从不同角度、用不同方法、在不同程度上揭示了穴位的基本特性。在研究方法上，不外乎是现代医学、物理学、系统科学、电子计算机等多学科的运用。下面就多学科研究穴位的方法，作一概括性介绍。

（一）现代医学方法

1. 解剖学方法　早期穴位形态结构的研究多采用大体解剖方法，对古籍所描述的人体经络穴位进行了比较详细的对比观察，结果发现大多数穴位与神经、血管、淋巴等有密切关系[1, 2]。神经解剖新方法（HRP 法）研究表明：足三里穴区与胃的一级感觉神经元在脊髓下胸部及腰部是相互重叠的。因此，认为这种重叠和交汇可能是针刺"足三里"影响胃肠活动的形态学基础[3]。

2. 组织化学方法　文琛等用儿茶酚胺荧光和胆碱酯酶方法来观察针刺周围皮下组织中的感觉器和神经纤维分布，发现主要是游离神经末梢和它们联系的胆碱酯酶阳性神经，并认为细小动脉旁的游离神经末梢是主要针感感受器，针感传入纤维主要是无髓神经纤维[4, 5]。

3. 生物化学方法　天津中医学院研究发现：家兔经穴的 Ca^{2+} 浓度明显高于非经非穴处，K^+ 浓度亦高于非经非穴处，Na^+ 浓度则低于非经非穴处[6]。王华观察到曲池、合谷、足三里等穴深层组织的 PO_2 值明显低于非穴位处[7]。

4. 电生理学方法　日本中谷义雄早在 20 世纪 50 年代初就发现某些内脏病变常常可以在体表出现与经穴位置相吻合的低电阻良导点现象，且以十二经原穴为著[8]。刘金兰等观察到家兔内关穴区皮肤电阻明显低于非穴区，麻醉和死亡对家兔内关穴区皮肤电阻影响不大，但不改变穴区低电阻特性[9]。

5. 免疫学方法　桂金水观察到化脓灸后哮喘患者淋巴细胞转化率、E- 花环的数值明显提高，提示化脓灸有提高机体细胞免疫功能的作用，同时观察到对 IgG、lgA、IgM、C_2 数值有双相调整作用[10]。

6. 内分泌学方法　针刺足三里对实验性高血糖家兔具有对抗血糖浓度持续上升的作用，但对实验性低血糖家兔则能阻止血糖持续下降。因此，作者认为针刺足三里对血糖浓度具有双向调节作用[11]。

（二）物理学方法

1. 声信息　应用声发射技术在健康人、肩周炎患者及家兔身上均检测到了"经穴声信息"，说明经穴声信息在个体中存在着普遍性和可重复性。健康人曲池穴检测到的经穴声信息与曲池内、外各 2cm 处检测到的经穴声信息比较，有极显著性差异 [12]。

2. 超微弱冷光　严智强对十二经脉穴位进行发光信息检测，结果发现经穴的发光强度高于非穴位部位，特定穴组发光强度高于非特定穴组，井、输（原）、下合穴组的发光强度高于其它特定穴 [13]。

3. 红外线热显影法　原晖章根据某些穴位具有高温的特点，利用医用红外线摄影装置拍摄了 314 幅经穴影像，每幅影象均清楚地显示了经穴的位置 [14]。

4. 超声波显影法　采用医用超声波诊断装置所摄 8 幅肾俞、志室横断影像放大后显示，穴区中央为体液性反射波，并可见到微弱的心脏样搏动。在针刺得气后，此搏动若消失，患者的疼痛之类不适感也随之消失；反之，此搏动若不消失，患者不适感将继续存在 [14]。

5. 辐射场照相法　王志煜等利用辐射场照相观察了合谷、中冲等穴针刺时同侧手部发光区的分布及其发光强度的变化 [15]。前苏联、罗马尼亚已分别用辐射场照相与电子照相照出了 300 多个经穴 [16]。

6.CT 扫描摄影法　严振国对穴位采用医用计算机断层 CT 扫描摄像进行研究分析，结果发现：足三里、合谷、神门、三阴交等穴位的皮下组织、深筋膜层的组织间隙均较小，多数以肌肉、肌腱组织充实穴位 [17]。

（三）系统科学方法

1. 系统论　渡仲三从系统论的角度将人体看成一个小宇宙，认为包围着身体的一切森罗万象对人体健康的维持均给予某种影响，对这种影响难以顺应时便会发病，而体表最早感知这种外界变化的部分即是穴位 [18]。刘立群提示对穴位的研究宜采取模拟自然条件，对动物机体进行"黑箱式"研究 [19]。

2. 信息论　中医"气""血""经气"以及"生命信息"均可看作综合信息，自然界及人工合成信息属体外信息。根据信息理论，信息的相应沟通必须具备公共的讯号库，而实验表明许多自然信息或人工信息，诸如热、电、光、声、磁、激光、微波等均可在腧穴部位激发经络现象。这证明腧穴及经络作为讯号库而言，具备信息转输的功能 [20]。

（四）电子计算机方法

1. 计算机多媒体技术　应用多媒体技术是 20 世纪 90 年代计算机的又一次革命。多媒体技术是计算机综合处理多种信息，如文本、图形、图象和声音，使多种信息建立逻辑连接，集成一个系统并具有交互性。国内医学领域也逐步发展自己的多媒体系统，但因受资金、设备的限制，进展较缓慢 [21, 22]。而中医学中，发展仅限于计算机化专家系统 [23]，方法单一，缺乏整体性和系统性。余安胜 [24] 等以严振国主编的《常用穴位解剖学基础》为蓝本，采用实体标本来展示穴位的层次及断面结构，运用 Author ware 多媒体制作软件，将图片、声音、视频等多种媒体信息组合在一起，制作了"常用穴位解剖学多媒体"教学课件，并以光盘的形式出版发行。

2. 计算机三维重建技术　随着现代计算机技术的发展，诞生了计算机三维重建和显示技术。在医学领域，主要运用于生物和人体形态的研究 [25, 26]，国内开始探索对人体器官的连续切片和 CT 断面图像进行计算机三维重建和显示 [27]。余安胜 [28] 等采用三维重建技术，进行了重建穴位组织立体结构的研究，即穴位三维重建，具有程序运算速度快、精度高、色彩真、立体感强，而且能任意旋转，不同角度切割，有利于观察穴位各层次结构，有助于进一步研究穴位的实质。

综上所述，穴位的研究方法是多样的，这开拓了穴位研究的思路，打开了穴位研究的局面。针灸学的发展，历来是多学科间的渗透和相互影响的结果，运用现代科学技术和方法研究针灸学，是时代的需要，也是科学发展的需要。我们相信，随着现代科学技术的发展和研究方法的创新，有关穴位实质的研究将会有新的突破，并能更好地服务于临床。

【参考文献】

[1] 姜凯采.十二经循行部位及其穴位与人体结构关系的解剖观察 [J].上海中医学院学报，1960,（1）：57.

[2] 龚启华.经脉与淋巴管的关系 [C].全国针灸针麻学术讨论会论文摘要，1979：232.

[3] 陶之理.足三里穴区与胃交感传入神经元的节段性分布 –HRP 法研究 [C].第二届全国针灸针麻学术讨论会论文摘要，1984：399.

[4] 文琛，金鸿华，赵长龙，等.家兔"人中"穴位神经分布的初步观察 [J].中国针灸，1985，5（4）：175–178.

[5] 文琛，刘金兰，刘志云，等.以大白鼠针刺镇痛模型探讨针感传入的形态学基础 [J].针刺研究，1981，6（2）：141–148.

[6] 郭义，陈进生.家兔经穴钙离子浓度特异性的研究 [J].针刺研究，1991，16（1）：66–68.

[7] 王华.经络深层组织 PO_2 在体检测与分析 [C].第七届全国经络学术会议发言材料，1993.

[8] 张笑平.经穴研究概况 [J].浙江中医杂志，1980,（8）：371.

[9] 刘金兰，张振莉.家兔"内关"穴区皮肤电阻测定及其影响因素的观察 [J].中国针灸，1989，9（2）：36–38.

[10] 桂金水.不同灸法对人体免疫功能的影响 [C].科研论文汇编（上海中医学院编），1983：247.

[11] 雷梦楠，马丽康，张佩珠，等.针刺足三里、三阴交对家兔血糖浓度的影响 [J].云南中医学院学报，1993，16（1）：33–35.

[12] 朱凤山，彭静山，王品山，等.经穴声信息传导的实验研究 – 经穴声信息传导与机体不同组织功能关系的探讨 [J].辽宁中医杂志，1984,（1）：37–39.

[13] 严智强.人体十二经脉穴位冷光规律的探讨 [J].中国针灸，1984，4（2）：24–24.

[14] 王本显.经穴的影像 [J].国外医学·中医中药分册，1978（创刊号）：46.

[15] 王志煜.针刺对辐射场摄影的影响及其机理的初步分析 [C].全国针灸针麻学术讨论会论文摘要，1979：220.

[16] 钟研勤.国外中医药研究概况 [J].中医杂志，1979,（10）：58–64.

[17] 严振国.经穴断面解剖图解 [M].上海：上海科学技术出版社，2002.

[18] 渡仲三.纵谈穴位 [J].国外医学·中医中药分册，1988,（2）：27.

[19] 刘立群.经络、经穴 – 人体与自然界统一性自稳态的反应系统和反应点 [J].医学与哲学，1987,（5）：27–30.

[20] 姚立丹 . 生物场、信息、时值假说导论 – 经络实质的宏观探讨之一 [J]. 南京中医学院学报，1988,（2）: 57-60.

[21] 陈永健，胡文祥，恽榴红 . 多媒体技术在医药学领域的应用 [J]. 计算机应用，1994，14（5）: 6-8.

[22] 袁宏春 . 多媒体技术及其在我国的发展 [J]. 计算机应用，1994，14（5）: 1-3.

[23] 黄卫平 . 中医专家系统研究概况与展望 [J]. 医学与哲学，1993,（1）: 17-19.

[24] 余安胜，张建华，严振国，等 . 临床常用穴位解剖学多媒体研究 [J]. 针刺临床杂志，2003，19（7）: 9-11.

[25] Gary W，et al. Microcoputer reconstnrction of pan creatoco biliay embryogenesis[J]. Clin Anat，1989,（4）: 225.

[26] 左焕琛 . 解剖学的电脑化 [J]. 解剖学杂志，1992，15（5）: 595-398.

[27] 黄泽奇，左焕琛，刘卫民，等 . 人心计算机三维重建和显示研究 [J]. 解剖学杂志，1991，14（4）: 318-321.

[28] 余安胜，赵英侠，李西林，等 . 内关穴的三维图象重构形态学研究 [J]. 上海针灸杂志，1996，15（1）: 30-31.

二、穴位形态结构配布的研究

中医学认为穴位是脏腑经络气血输注于体表的部位，也是针灸施术的特定部位。为什么穴位有治疗疾病的作用？在穴位处有哪些组织成分参与这一作用？穴位的实质又是什么？对这些问题，近几十年国内外许多学者进行了研究，主要在大体解剖学和组织学方面做了大量的工作，至今尚无统一的认识。纵观各研究成果，下面就穴位形态结构实质进行初步探讨。

（一）穴位与神经的配布

上海中医学院对全身 309 穴进行了解剖观察：穴位针刺点正当神经干者占 49.18%，针刺点旁有神经干者占 50.81%[1]。亦有人观察了十二经脉和任脉上 324 穴，有脑神经或脊神经支配的占 99.6%。从 21 穴的组织结构观察，各穴基本结构的厚薄、神经分布的密度、纤维的粗细和排列方向等都有一定差异，而且神经末梢的形态也不同 [2, 3]。

畑本平男通过 183 具尸体解剖观察发现，经穴部位有神经走行，而且经穴部位的神经密度高 [4]。胡佩儒等解剖了手少阳三焦经 7 穴发现，穴区内出现神经支为 100%[5]。以上资料均表明，穴位与周围神经有密切关系。

（二）穴位与血管的配布

上海中医学院资料还表明：穴位不但与神经有密切关系，而且与血管有密切关系。针刺点正当动脉干者占 7.26%，针刺点旁有动静脉干者占 84.36%[1]。国外采用光镜、电镜对小鼠、大鼠、家兔、人的穴位与非穴位进行了形态学的比较、鉴别，经计算机处理结果，穴位内血管密度和神经纤维量均超过非穴位，前者是 8.82／2.26（约 4 倍），后者为 7.22／5.28（约 1.4 倍）[6]。

Zerlauth B 采用新鲜尸体对 10 余个穴位在显微镜下进行了组织学观察，在真皮 – 皮下组织的边界处发现，穴位区可见静脉、动脉及其伴行的神经纤维，且可见到丰富的小动脉、静脉及毛细血管。在盲点区（非穴区）未见这种"特异性血管 – 神经束"结构 [7]。

（三）穴位与淋巴的配布

龚启华等提出连接头面和躯体的主要经脉中转站是缺盆，与锁骨上淋巴结相关；连接上肢和躯干的经脉中转站是缺盆、云门、极泉，分别与锁骨上淋巴结、锁骨下淋巴结和腋淋巴结相关；连接躯体与下肢的经脉中转站是冲门、维道、气冲、急脉、承扶和秩边，与腹股沟淋巴结和臀淋巴结相关[8]。

穴位的显微淋巴管观察发现：多数淋巴管经过穴位，有集束特征，同经络的走行关系极为密切，说明穴位同淋巴关系密切[9]。

（四）穴位与肥大细胞的配布

辽宁中医学院报道：截肢标本各穴区的真皮内有大量的肥大细胞存在，呈弥散或成群分布，在小血管、小神经束或神经末梢处较多。穴区肥大细胞数量明显高于相应的非穴区，且有非常显著性差异[10]。林继海等亦观察到深层穴区肥大细胞密集成群、数量多，浅层单个存在、数量少。深层穴区肥大细胞数量明显高于非穴区，浅层无显著性差异。深层穴区 cGMP 显色反应强，cAMP 显色反应弱，非穴区差别不明显，从而说明穴区肥大细胞代谢旺盛[11]。

（五）穴位与感受器的配布

林文注等观察到针感点可以分布在穴位的皮下至骨膜各层组织中，以深部组织为主。在针感点中见到有粗细不等的小神经束、游离神经末梢、环层小体、神经干支和血管中的一种或数种，其中以小神经束、游离神经末梢最多见[12, 13]。张可仁等观察发现：肌肉丰厚处穴位以肌梭为主，肌与腱接头处穴位可能以腱器官为主，腱附近或两腱之间主要是环层小体，头皮处穴位主要为游离神经末梢[14]。

王仲涛等观察到涌泉穴有以下几种感受器：游离神经末梢、肌梭、肌膜旁丛状感受器、肌纤维旁丛状感受器[15, 16]。王仲涛等又在合谷穴观察到针感点位于穴位的深部肌层，其附近有游离神经末梢、肌梭、运动终板和常常与小血管伴行的小神经束[17]。潘朝宠等亦认为血管、神经干和支、游离神经末梢三者及穴位所在为主的感受器共同组成针感的形态学基础[18]。

（六）穴位立体构筑理论

上面叙述了穴位与神经、血管、淋巴、肥大细胞、感受器的配布有密切关系，还有一些未提及的组织结构。到底穴位是怎样的一个结构呢？Kim Gyoug Hi 认为针穴区相当于皮肤活动点和肌肉骨膜间分布的神经和血管组成的一个立方体区[19]。

自 1975 年以来，严振国[20, 21] 在穴位层次、断面、CT 解剖学研究的基础上，开展了穴位立体构筑课题研究，采用了大体、巨微、显微解剖技术相结合的方法，最终提出了穴位立体构筑理论：即穴位是由皮肤、筋膜、肌肉、肌腱、神经、血管、淋巴等多种已知正常组织共同组成的空间立体结构（不排除未发现的组织结构），这些结构在不同的穴位中起的作用各有所侧重，穴位与非穴位的差别在于已知正常组织的不同配布，穴位的功能是这些组织共同作用的结果。

随着现代科学技术和方法的运用，多学科知识的不断渗透，我们相信，穴位实质的研究定将会得到突破。

【参考文献】

[1] 姜凯采 . 十二经循行部位及其穴位与人体结构关系的解剖观察 [J]. 上海中医学院学报，1960，（1）：57.

[2] 杨枫 . 经络穴位和神经节段支配的相关规律性 [C]. 全国针灸针麻学术讨论会论文摘要

（一），1979：232.

[3] 周沛华.经络腧穴与周围神经的关系 [C].全国针灸针麻学术讨论会论文摘要（一），1979：233.

[4] 畑本平男.有关经络、经穴结构的神经解剖学研究 [J].国外医学·中医中药分册，1989，11（6）：49.

[5] 胡佩儒，赵志远.手少阳三焦经主要穴位与周围神经关系的局部解剖研究 [J].中国针灸，1987；7（3）：25-29.

[6] Nakazo Watari.针灸穴位与非穴位的形态学研究 [C].第一届世界针灸学术大会论文摘要汇编，1987：110.

[7] Zerlauth B.针刺穴位的组织学 [J].国外医学·中医中药分册，1993，15（3）：36.

[8] 龚启华.经脉与淋巴管的关系 [C].全国针灸针麻学术讨论会论文摘要（一），1979：235.

[9] 龚启华.手太阴肺经与淋巴管关系的剖析 [C].第二届全国针灸针麻学术讨论会论文摘要，1984：184.

[10] 辽宁中医学院.穴位组织中肥大细胞的初步观察 [J].辽宁中医杂志，1980,（3）：26-28.

[11] 林继海，黎君若.人体皮肤经穴处结缔组织中肥大细胞的形态学和免疫组化的观察 [J].河南中医，1989,（1）：2-6.

[12] 林文注，徐明海.人体针感与穴位结构的关系及电针与手捻针针感的比较 [J]，上海针灸杂志，1983,（2）：21-25.

[13] 林文注，胡亚州.人体穴位针感的感受结构 [J].上海中医药杂志，1983,（5）：41-43.

[14] 张可仁.关于体针穴位针感感受器的研究 [C].全国针灸针麻学术讨论会论文摘要(二)，1979：75.

[15] 王仲涛，吴淑兰，曹玉纯.对合谷与涌泉穴内肌肉感受器的观察 [J].针刺研究，1980，5（4）：304-307.

[16] 曹玉纯，吴淑兰，王仲涛，等.人涌泉穴区肌梭的电镜观察 [J].针刺研究 [J].1984，9（1）：24-27.

[17] 王仲涛.对合谷穴内神经末梢形态学观察 [C].全国针灸针麻学术讨论会论文摘要（二），1979：90.

[18] 潘朝宪.人体穴位针感的形态学研究 [C].全国针灸针麻学术讨论会论文摘要（一），1979：235.

[19] Kin Gyong Hi.针灸穴位与皮肤生物电活动点间的关系的研究 [C].第一届世界针灸学术大会论文摘要汇编，1987：113

[20] 严振国.折迭式经穴层次解剖图解 [M].上海：上海科学技术出版社，1986.

[21] 严振国.经穴断面解剖图解 [M].上海：上海科学技术出版社，2002.

三、危险穴位针刺深度的研究

由于针刺不慎，刺及某些重要解剖结构而引起针刺意外事故的穴位，我们称之为危险穴位。对于这些危险穴位，各类针灸书籍所提供的针刺深度各异，如哑门穴最浅的针刺深度为 0.3 寸[1]，最深的针刺深度为 2 寸[2]；人迎穴最浅的针刺深度为 0.2 寸[3]，最深的针刺深度可达 2 寸[4]。危险穴位所处位置的解剖结构具有特殊性和复杂性，当其针刺合理深度没有确定时，则存在着一定的危险性。掌握其针刺安全深度，在临床操作中对避免针刺意外的发生尤为重要。据此，我们对头颈部、胸腹部和腰背部重要危险穴位的针刺安全深度、危险深度及其解剖结构进行了研究[5-12]。

（一）材料与方法

1. 材料 随机抽样选取 51 具发育正常、无变形、胖瘦适中的较新鲜成人尸体，其中男尸 21 具，女尸 30 具。

2. 方法

（1）在尸体上划线定穴：穴位的皮肤点，称为"浅点"。浅点的定位以 1990 年 6 月 7 日颁布的《经穴部位标准化》为准。先在尸体上用颜色笔定穴和划切割线。头颈部穴位的切割线为水平方向，胸腹部及背腰部穴位的切割线为上下方向。

（2）低温冰冻尸体：为了便于穴位断面的切割，将定穴和划好切割线的尸体存入 –30℃以下的低温冰柜内，低温冰冻 4 天。

（3）穴位断面切割：在皮肤穴位浅点处，沿划好的切割线，用电动尸体切割机切割穴位断面。切割机的锯条与穴位皮肤呈 90°。

（4）测量穴位深度：待标本穴位断面自然化冻后，用电子数显游标卡尺测量穴位断面浅点与深点之间的最短距离。深点为针刺引起危险的脏器点，即"危险点"。

（5）测量数据处理：每一具尸体，每一个穴位测量得到的数据，逐一输入电脑。用电脑统计学软件进行数据处理，分析它们的结果。测量长度单位用毫米（mm）。

（二）研究结果

1. 头颈部危险穴位的针刺深度研究 对头颈部 10 个危险穴位进行了研究，测量这些穴位的危险深度并计算针刺的安全深度，其研究结果见表 1[5-7]。

表 1 头颈部危险穴位针刺的安全深度、危险深度及易损伤脏器（单位：mm）

穴名	安全深度（mm）	危险深度（mm）	易损伤脏器
睛明	29.97	42.81	视神经管外口处视神经
承泣	27.30	39.00	视神经管外口处视神经
人迎	21.70	31.00	颈总动脉、迷走神经或颈交感干
风府	35.07	50.10	延髓或脊髓
哑门	33.33	47.62	延髓或脊髓
风池	34.80	49.71	延髓或椎动脉
肩井	39.17	55.96	肺
天髎	42.19	60.27	肺
肩中俞	40.08	57.25	肺
肩外俞	38.79	55.42	肺

2. 胸腹部危险穴位针刺深度的研究 对胸部 23 个危险穴位及腹部 17 个危险穴位进行了研究，测量这些穴位的危险深度并计算针刺的安全深度，其研究结果见表 2[8-11]。

表 2　胸腹部危险穴位针刺的安全深度、危险深度及易损伤的脏器（单位：mm）

穴名	安全深度（mm）	危险深度（mm）	易损伤脏器	穴名	安全深度（mm）	危险深度（mm）	易损伤脏器
俞府	18.72	26.31	肺	天溪	12.08	17.26	肺
彧中	9.51	13.59	肺	食窦	10.62	15.17	肺
神藏	8.31	11.87	肺	天突	13.41	22.91	气管或肺
灵墟	9.15	13.08	肺或心	不容	10.87	15.53	肝
神封	10.09	14.41	肺或心	承满	9.56	13.65	肝
步廊	11.26	16.09	肺或心	梁门	9.14	13.06	肝或胃
缺盆	26.83	38.34	肺	关门	9.19	13.13	肝或胃
气户	21.43	30.62	肺	幽门	9.32	13.31	肝
库房	13.65	18.66	肺	腹通谷	8.13	11.62	肝
屋翳	10.79	15.42	肺	阴都	7.99	11.11	肝
膺窗	10.32	14.74	肺	商曲	8.23	11.75	胃
乳根	8.55	12.21	肺	横骨	17.60	25.14	膀胱或小肠
期门	8.97	12.81	肺	腹哀	8.88	12.69	肝、胆、横结肠
日月	10.63	15.19	肝	章门	10.90	15.57	肝、结肠或脾
天池	10.50	15.00	肺	京门	11.75	16.79	肝下缘或肾
渊腋	13.61	19.44	肺	鸠尾	10.29	14.70	肝
大包	12.74	18.19	肺	巨阙	8.06	11.52	肝
辄筋	11.55	16.50	肺	上脘	8.22	11.74	肝
周荣	17.29	24.70	肺	中脘	8.51	12.16	胃或横结肠
胸乡	13.84	19.77	肺	曲骨	16.58	23.68	膀胱或小肠

3. 腰背部危险穴位针刺深度的研究　对腰背部 24 个危险穴位进行了研究，测量这些穴位的危险深度并计算针刺的安全深度，其研究结果见表 3[11，12]。

表 3　腰背部危险穴位针刺的安全深度、危险深度及易损伤的脏器（单位：mm）

穴名	安全深度（mm）	危险深度（mm）	易损伤脏器	穴名	安全深度（mm）	危险深度（mm）	易损伤脏器
大杼	43.77	62.54	肺	附分	36.98	52.83	肺
风门	41.17	58.82	肺	魄户	31.09	44.42	肺
肺俞	35.42	50.60	肺	膏肓	25.34	36.20	肺
厥阴俞	29.58	42.25	肺	神堂	20.50	29.28	肺
心俞	25.56	36.52	肺	譩譆	16.55	23.65	肺
督俞	22.96	32.80	肺	膈关	14.43	20.61	肺
膈俞	21.13	30.18	肺	魂门	13.78	19.68	肺
胃脘下俞	21.54	30.77	肺	阳纲	14.34	20.49	肺
肝俞	22.45	32.07	肺	意舍	15.90	22.71	肺或肝
胆俞	25.01	35.73	肺	胃仓	19.73	28.19	肝
脾俞	26.68	38.11	肺或肝	肓门	22.53	32.18	肾
胃俞	29.86	42.65	肝	志室	23.32	33.32	肾

注：上述表 1、表 2 和表 3 中的危险深度是 51 具尸体所测量数据的平均数值，在临床上针刺绝不可达到该深度，否则会出现针刺意外事故。危险穴位的危险深度有一个离散度，为了针刺的安全性，我们对上述穴位提出了一个针刺安全深度的计算公式，即：安全深度 = 危险深度 ×70%。上述针刺安全深度是指中等身材的成年人。临床若遇过胖、过瘦之人或儿童，针刺深度要适当调整，特别是过瘦之人或儿童，针刺深度必须减小，以防针刺意外事故的发生。

NOTE

（三）讨论

危险穴位主要分布在头颈部、胸腹部以及腰背部，针刺深度不当而引起损伤或造成危险的主要脏器有延髓、脊髓、心、肺、肝、胆囊、肾、脾、胃及膀胱等。应用断面解剖学方法对分布于头颈部、胸腹部以及腰背部 74 个危险穴位的针刺危险深度进行的研究，为临床医生提供针刺的安全深度，有利于提高针刺临床疗效，防止针刺意外事故的发生。

头颈部不仅神经、血管丰富，而且脑、视器、前庭蜗器、口鼻等许多重要组织器官也位于此。由于头颈局部解剖结构的复杂性及穴位深部脏器的重要性，头颈部成为针刺最危险的区域。有些医师为此放弃使用这些临床疗效较好的危险穴位，或针刺操作时不敢达到应有的深度，从而不能获得较好的疗效。

胸腹部的解剖结构特点为：胸前壁较薄，胸腔内有心、肺等重要脏器；腹前壁的深部为腹腔，腹腔内有肝、胆囊、胃、肠、肾、脾和膀胱等脏器。胸腹部的危险穴位主要分布在任脉、足少阴肾经、足阳明胃经和足太阴脾经等经脉上。这些穴位多为临床常用穴位，有较好的治疗效果。针刺胸腹部的危险穴位，若深刺，极易刺伤上述脏器。如果深刺并大幅度提插捻转，就会造成脏器的严重损伤，引起针刺意外。

腰背部是构成胸腹腔的组成部分，内有心、肺、肝、肾等重要脏器。背部的胸壁较薄，正如古人所云"背薄如纸"。针刺背部的心俞、肺俞、大杼、风门等危险穴位，若针刺过深，易损伤肺和胸膜，出现气胸。腰部有肾脏紧贴于腹后壁脊柱两旁，针刺腰部的胃俞、肓门、志室等危险穴位，若针刺过深，易伤及肾脏，严重者会出现尿血。腰背部的危险穴位主要分布于背部足太阳膀胱经的第一、第二侧线上，多距重要脏器较近，进针过深易损伤心、肺、肝、肾等，甚至危及生命。

【参考文献】

[1] 中国中医研究院.针灸学简编 [M].北京：人民卫生出版社，1978：73.

[2] 天津中医学院第一附属医院针灸科.实用针灸学 [M].天津：天津科学技术出版社，1981：138.

[3] 杨甲三.腧穴学 [M].上海：上海科学技术出版社，1984：44.

[4] 王英.关于人迎穴的研究概况 [J].上海针灸杂志，1996，15（2）：36-37.

[5] 严振国，张建华，顾洪川，等.头颈部"危险穴位"针刺安全深度的研究 [J].上海针灸杂志，1996，15（3）：37-38.

[6] 张建华，余安胜，赵英侠，等.风池穴的解剖结构和针刺深度 [J].针刺研究，2003，28（2）：141-143.

[7] 张建华，余安胜，赵英侠，等.肩井穴的解剖结构与其针刺安全深度探讨 [J].针刺研究，2002，27（2）：152-154.

[8] 张建华，严振国，顾洪川，等.胸部危险穴位针刺安全深度的研究 [J].上海针灸杂志，1998，17（6）：24-25.

[9] 张建华，严振国，余安胜，等.腹部常用经穴针刺深度研究 [J].中国针灸，2001，21（2）：83-84.

[10] 张建华，余安胜，赵英侠，等.缺盆穴的解剖结构和针刺深度 [J].中国针灸，2001，21（8）：403-404.

[11] 张建华，严振国，余安胜，等. 针刺意外穴位的安全深度 [J]. 针刺研究, 2000, 25（3）：233–235.

[12] 张建华，严振国，顾洪川，等. 背腰部穴位针刺深度的研究 [J]. 中国针灸, 1998, 18（7）：403–404.

四、穴位数字化虚拟人的研究

数字化虚拟人是通过对一具有一定特征的尸体标本进行断层切片，每切一片再进行数码拍照，以及在切割之前的进行 CT、MRI 扫描，将人体结构数字化，然后应用计算机技术和图像处理技术，在电脑屏幕上出现一个看似真实的虚拟人体，再进一步将人体功能性的研究成果加以数字化，由信息专家将其转变为电脑的语言符号，赋加到这个虚拟人体上，通过操作者的调控，这个"虚拟人"将能模仿真人做出各种各样的反应。若设置有声音和力反馈的装置，还可以提供视、听、触等直观而又自然的实时感 [1]。数字化虚拟人体的研究目标，是通过人体从微观到宏观结构和功能的数字化、可视化，进而完整地描述基因、蛋白质、细胞、组织以及器官的形态与功能，最终达到人体信息的整体精确模拟。

（一）数字化虚拟人的研究阶段

数字化虚拟人的研究有 3 个发展阶段：虚拟可视人、虚拟物理人和虚拟生理人。①虚拟可视人是从几何角度定量描绘人体解剖结构，把实体变成切片数据，然后在计算机中重建成三维人体，没有生理变化，不能动，是人体断层解剖学意义上的数字化的"解剖人"。②虚拟物理人是在虚拟可视人的基础上加入人体组织的力学特性和形变等物理特性，在质感、质地、软硬度及温度等方面达到和人体一样的指标。如皮肤有弹性，肌肉可以收缩，骨骼遭到打击时会断裂，血管受到损伤后会出血。可用于物理碰撞方面的研究。③虚拟生理人是在虚拟物理人的基础上赋予人体微观结构及生物特性，是能从解剖到生理、生化，从宏观到微观，从表象到本质全方位反映人体的交互式数字化人体模型，具有心跳、血液循环、新陈代谢等生理功能。可用于研究人体疾病的发生机制，预测疾病发展规律，疾病的诊断治疗及进行新药筛选等 [2, 3]。

（二）数字化虚拟人的国内外研究进展

1. 可视人计划（Visible Human Project，VHP） 数字化虚拟人研究的起源要追溯到美国国立医学图书馆（NLM）发起的可视人计划。1989 年美国国立医学图书馆开始酝酿建立一个医学图像库，以提供生物医学文献的图像检索系统。这需要采集人体横断面、CT、MRI 和组织学数据集，目的是为利用计算机图像重构技术建造虚拟人作准备。

1991 年科罗拉多大学健康科学中心（Health Sciences Center）承担实施可视人计划的人体断面获取工作，1994 年 11 月完成第一套 VHP 数据集并向世界公布。该数据集为男性，共有1878 个横断面图像，相邻断面之间距 1mm。每幅断面图像分辨率为 250 万（2048×1216）像素，总数据量为 13GB。1995 年完成了女性数据集的采集，共有 5189 个横断面图像，断面之间距 0.33mm，总数据量为 43GB[4, 5]。

2. 韩国可视人计划（Visible Korean Human，VKH） 韩国 Ajou 医科大学和韩国医学情报研究所获得国家科学基金资助，2001 年 3 月获取了第一例韩国可视人体的数据集。该数据集为男性，共有 8590 个连续横断面图像，相邻断面之间距为 0.2mm，CT 和 MRI 扫描厚度为

1mm，断面图像分辨率为610万（3040×2008）像素，总数据量为216GB。这是世界上见到的第二例男性标本的数据集[6]。

3. 日本虚拟人体计划 日本2001年启动为期10年的人体测量国家数据库建造计划。该计划的目标是：在5年内完成以数万人为对象，进行人体基本情况调查，收集从儿童到老人的各类体形数据。10年完成以7岁到90岁为对象的人体178个部位的测定，制定出各年龄段的男性和女性同类型的人体虚拟模型。2002年5月在大阪举行的第11届ME大会上提出大阪虚拟人体项目（VHPO），决定实施日本虚拟人体计划，这项计划的宗旨是用计算机来生成汽车座椅、设计等必须的人体模型。

4. 中国虚拟人研究 2001年11月在北京召开了香山科学会议第174次学术讨论会，启动了中国数字化虚拟人体研究。在香山会议后，我国解剖学专家们加强协作，目前提供了5个可视人数据集。

（1）虚拟中国人（Virtual Chinese Human，VCH）：虚拟中国人（VCH）的研究项目在国家高科技术研究发展计划（863计划）的资助下，由解放军第一军医大学承担标本原型遴选，实施组织切片、CT、MRI图像的获取工作。2002年完成了"数字化虚拟人体若干关键技术"的系列研究。2003年2月获取中国数字化虚拟人女一号（VCH FEMALE-1）的数据集。该数据集共有8556个连续横断面图像，相邻断面之间距为0.2mm。图像分辨率为600万（3024×2016）像素，总数据量为159GB。血管灌注效果的像素级测试，心、肝和肾的动脉以及颈动脉、股动脉、腹主动脉等取得良好标识效果。对于局部的细小动脉的标识也取得进展，检测过程发现的最小标识血管的管径为0.46mm[7, 8]。

（2）中国数字化可视人（Chinese Digitized Visible Human，CDVH）：中国数字化可视人体（CDVH）获得国家杰出青年基金资助，由解放军第三军医大学承担实施。2002年8月完成了中国数字化可视人体男性数据集采集，该数据集连续横断面总数2518个，断层间距：头颈部0.5mm，颅底部0.1mm，其他部位1.0mm，数字化摄影分辨率为6291456（3072×2048）像素，每个断面图像文件为36MB，总数据量为90.648GB。2003年2月完成了中国数字化可视人体女性数据集采集与可视化研究，该数据集连续横断面总数3640个，断层间距：头颈部0.25mm，其他部位0.5mm，数字化摄影分辨率为6291456（3072×2048）像素，每个断面图像文件为36MB，总数据量为131.04GB[9, 10]。

（3）中国穴位三维人（Chinese Acupoint Visible Human，CAVH）：中国穴位三维人在国家自然基金青年项目、卫生部优秀青年人才基金项目、上海市启明星计划项目资助下，由上海中医药大学承担实施。中国穴位三维人体的特点为建立人体标定穴位后的连续断面解剖图片数据库，为阐明穴位的大体形态构筑提供了原始的基础资料。2002年完成了CAVH男性数据集，该数据集横断面总数1058个，断层间距2mm。2003年完成了CAVH女性数据集，该数据集横断面总数3022个，断层间距0.6mm[11, 12]。

（4）穴位数字化虚拟人 在国家自然科学基金和上海科委科研基金的资助下，上海中医药大学以多年来对穴位的结构从层次解剖结构到断面解剖结构、从大体解剖结构到显微结构的研究工作为基础，采用VHP男性数据集数据集，运用计算机图形与图像处理技术以及先进的算法，将穴位数据融合到VOXEL-MAN汉堡数字化人体中，重建内含穴位结构的虚拟虚拟人体，最终完成了针灸学三维浏览器（VOXEL-MAN 3D Navigator: Acupuncture）的开发。该操作平台能从多层次、多方位、任意角度观察和了解常用穴位和危险穴位针刺的解剖要点和针刺动态全过程，为中医药学与针灸经络学的进一步研究和新领域的开拓提供了图像显示平台[13, 14]。

（三）数字化虚拟人的应用前景

1. 为医学教学与医学研究提供模型　数字化虚拟人结合了医学和计算机科学的最新成果，运用信息技术建立数字化的人体各个层次的计算机模型，为医学研究与教学提供形象而真实的模型。如在外科教学上，以往培训一位技艺高超、手到病除的外科医生，要在上级医生带领下，长期在患者身上积累开刀的经验。这种"练手艺"的过程，通过数字化虚拟人体的程序设定，可在电脑上反复进行演练。又如在医学科学技术或新药研制方面，必须先通过动物实验、小样本临床验证，才能用于临床实践。数字化虚拟人的研究为这一过程提供模型进行预演，从而降低医疗风险和提高科研质量，加速医学教育和医学研究的现代化。

2. 为计算机辅助医学奠定基础　现有的解剖学知识和数据是经过将人体剖切开以后进行观察和测量得来的。应用数字化虚拟人体研究，建立人体数字化解剖学，将为以计算机技术为支撑的现代临床诊断和治疗手段的计算机辅助医学提供器官或结构在人体空间中的准确定位、三维测量数据和立体图像。如脑干、三叉神经、大脑动脉环的可视化模型准确反映出该区域复杂的解剖结构特点及其相邻器官的空间关系，可为该区域疾病的影像诊断和外科定位治疗提供形态学依据，从而为计算机辅助医学奠定坚实的基础。

3. 为临床影像诊断提供依据　CT 和 MRI 已能将断层的厚度减小到 1～2mm 甚至更薄，使得微小病灶的检出率得到了提高，对于占位性病变尤其是肿瘤的早期发现和早期治疗具有重要意义。数字化虚拟人体数据集采集的连续断面的图像，其断层间距离的精确度可达 0.2mm，甚至 0.1mm，从而为临床断层影像诊断提供与之匹配的断面图像和数据。

4. 为临床介入诊断与治疗模拟定位　数字化虚拟人体数据集包含有丰富的图像信息，可为介入诊断和介入治疗提供虚拟现实技术的应用环境。如耳部可视化模型，应用虚拟内窥镜技术克服了传统内窥镜在中耳和内耳内操作技巧及空间范围的限制，可清楚显示中耳和内耳结构三维形态。

5. 为中医药与针灸研究开拓新领域　中医理论体系的特点是整体观和辨证论治，数字化虚拟人将从宏观、微观方面多指标、全方位为科学阐述这一理论奠定基础。融入针灸穴位数据的数字化虚拟人体，可从多层次、任意角度观察穴位的解剖结构及毗邻结构和针刺要点，为探讨针灸经络实质提供数字化平台，从而为中医药与针灸的深入研究开拓新领域。

【参考文献】

[1] 钟世镇. 数字化虚拟人体研究现状和展望 [J]. 解放军医学杂志，2003，28（5）：385-388.

[2] 秦笃烈. 可视人体、虚拟人体及数字人体研究的国内外进展及应用 [C]. 北京：香山科学会议，2001，174：20-26.

[3] 毕思文，汪湘，罗述谦，等. 数字人体基础理论框架研究与应用 [J]. 中国医学影像技术，2003，19（1）：4-7.

[4] Ackerman MJ.The Visible Human Project [J]. Proceeding on IEEE，1998，86：504–510.

[5] Spitzer VM，AcKerman MJ，Scherzinger AL et al.The visible human male: a technicalreport [J]. J Am Med Inform Assoc，1996，3（2）：118–130.

[6] Chung MS，Kim SY.Three–dimensional image and virtual dissection program of the brain made of K0rean cadaver [J]. Yousci Med J，2000，41（3）：299–303.

[7] 唐雷，原林，黄文华，等."虚拟中国人"（VCH）数据采集技术研究 [J]. 中国临床解剖学杂志，2002，20（5）：324–326.

[8] ZHONG Shi–zhen，YUAN Lin，TANG Kei，et al.Research report of experimental database establishment of digitized virtual Chinese No.1 female [J]. J First Mil Med Univ，2003（3）：196–203.

[9] 张绍祥，刘正津，谭立文，等.首例中国数字化可视人体完成 [J]. 第三军医大学学报，2002，24（10）：1231–1232.

[10] 张绍祥，刘正津，谭立文，等.首例中国女性数字化可视人体数据集与可视化研究完成 [J].第三军医大学学报，2003，25（5）：394–396.

[11] 余安胜，张东海，李凤梅，等.人体穴位标本断面切割方法的研究 [J].针刺研究，2002，27（3）：224–227.

[12] 余安胜，张东海，李凤梅，等.穴位标本断面图像配准方法的研究 [J].中国针灸，2003，23（2）：89–91.

[13] 白娟，刘红菊，郑雷，等.针灸穴位数字化可视人体建模研究 [J].中国中医药信息杂志，2005，12（2）：108–10.

[14] 邵水金，牟芳芳，严振国，等.基于VOXEL–MAN操作平台的肩井穴可视化研究 [J].江苏中医药，2008；40（10）：75–77.

五、针刺意外事故的处理与预防

针灸学是中医学的一个重要组成部分，具有疗效独特、经济简便、应用广泛、安全而无副作用的特点。但是，我们必须清醒地认识到，尽管针灸疗法本身是安全的，如果医者操作不慎，或针刺手法不当，或解剖知识缺乏，或患者体位不适，或精神紧张，或针具质量不佳等，亦可能发生针刺意外事故，轻者可能造成患者一时痛苦，重者则可能导致患者终身残废，甚至死亡。常见的意外事故有：滞针、弯针、断针、晕针、气胸、血管损伤、内脏损伤、神经损伤等。

（一）滞针

1.概念 滞针是指在行针或出针时，医者感觉针下涩滞的现象。

2.现象 行针或出针时医者感觉困难，若勉强操作，则患者感觉疼痛。

3.原因 行针时用力过猛以及行针捻转时角度过大，提插、捻转时指力不均匀，或向一个方向连续捻转，而致肌纤维缠绕针身，或因患者精神紧张而致肌肉痉挛，或针后患者体位移动所致等，均可造成滞针。

4.处理 因体位移动而引起滞针，必须纠正体位；如因患者精神紧张，或局部肌肉痉挛而引起的滞针，可延长留针时间，以缓解紧张状态；或用手指在邻近部位按揉，或在附近部位加刺一针，以宣散气血，缓解痉挛；如因单向捻转而引起的滞针，须向相反方向退转，并左右轻捻使之松懈。

5. 预防　对初诊患者及精神紧张者，可先做好解释工作，消除患者的紧张和顾虑。进针时必须避开肌腱；行针时手法宜轻，捻转角度不宜过大过快；避免单向连续捻转；选择舒适的体位，避免留针时移动体位。

（二）弯针

1. 概念　弯针是指进针时或针刺入腧穴后，针身在体内形成弯曲的现象。

2. 现象　针柄改变了进针或刺入留针时的方向和角度，行针时或出针时医者感觉困难，患者感觉疼痛。

3. 原因　医者进针手法不熟练，用力过猛、过快，或针下碰到坚硬组织，或因留针时患者体位移动，或因针柄受到外力压迫和碰撞，或因滞针未及时处理等，均可造成弯针。

4. 处理　如系针身轻微弯曲，不可再行提插、捻转，应将针缓慢退出；如针身弯曲角度过大，必须轻摇针体，顺着弯曲方向将针退出；如针体弯曲不止一处，须视针柄扭转倾斜的方向，逐渐分段退出，切勿强行拔针，以防断针；如因患者体位移动而致，应嘱患者恢复原来的体位，使局部肌肉放松，再行退针。

5. 预防　医者进针手法要熟练，指力要轻巧；患者应选择适当的体位，留针期间尽量不要移动体位；注意保护针刺部位和针柄不受外力压迫和碰撞；如有滞针现象应及时处理。

（三）断针

1. 概念　断针又称折针，是指针身折断在人体内的现象。

2. 现象　行针或出针后发现针身折断，其断端部分针身尚露于皮肤之外，或断端全部没入于皮肤之下。

3. 原因　针具质量欠佳，针身或针根因患者体位移动，外力压迫和碰撞针身和针柄，或因滞针、弯针现象未及时处理，或在使用电针时骤然加大强度等，均可造成断针。

4. 处理　发现断针后，医者必须镇静，嘱患者保持原有体位，以防断针向肌肉深部陷入。如断端部分针身尚暴露于体外时，可用手指或镊子夹住断端取出；如断针断端与皮肤相平或稍凹陷于体内时，可用左手拇、示二指垂直向下挤压针孔两旁，使断针断端暴露于体外，右手持镊子将针取出；如断针断端完全深入皮下或肌肉深层时，应在 X 线下定位，手术取出。

5. 预防　医者应认真细微地检查针具，对不符合质量要求的针具应剔出不用；针刺时，不要将针身全部刺入，应留一部分在体外；进针过程中，如发生弯针，应立即出针，不要强行刺入；对于滞针和弯针，应及时正确处理，不可强行硬拔；电针仪在使用前要加以检查，并注意输出强度旋钮应先置于零位，不可突然加大电流强度。

（四）晕针

1. 概念　在针刺过程中患者发生晕厥的现象。

2. 现象　患者在针刺过程中，突然出现面色苍白、头晕目眩、心慌气短、出冷汗、胸闷泛恶、精神萎倦、脉象沉细，严重者会发生四肢厥冷、神志昏迷、仆倒在地，唇甲青紫，二便失禁，脉微欲绝。

3. 原因　患者体质虚弱，精神过度紧张，或疲劳、大汗、饥饿、大泻、大出血之后，或因体位不适，或医者在针刺时手法过重等，均可造成晕针。

4. 处理 立即停止针刺，并将已刺之针全部拔出；使患者平卧，松开衣带，注意保暖。轻者静卧片刻，饮温开水或糖水后即可恢复；重者在上述处理的基础上，可针刺人中、内关、涌泉、足三里等穴，并可温灸百会、气海、关元等穴，即可苏醒。若仍不省人事，呼吸细微，脉细弱者，可考虑配合其他急救措施。

5. 预防 晕针重在预防。首先应该注意患者的体质、神志以及对针刺反应的耐受性；对于初次接受针刺治疗和精神紧张者，应先做好解释，消除对针刺的顾虑；选择舒适持久的体位，最好采取卧位；取穴不宜太多，手法不宜过重；对于饥饿、过度劳累的患者，应待其进食、恢复体力后，再进行针刺。医者在治疗时，要精神专一，随时注意观察患者的神色，询问患者的感觉，一旦有不适感等晕针先兆，应及早采取措施，防患于未然。

（五）血肿

1. 概念 血肿是指针刺部位出现的肿痛或青紫的现象。

2. 现象 出针后，针刺部位肿胀疼痛或皮肤呈青紫色。

3. 原因 针刺时刺中血管，尤其是针尖弯曲带钩时。

4. 处理 微量的渗血或针孔局部小块青紫，一般不必处理，可自行消退；如局部青紫肿痛较甚或活动不便者，先行冷敷或局部按压止血，再行热敷或在局部轻轻按揉，以促使局部淤血消散。

5. 预防 仔细检查针具，熟悉人体解剖知识，尽量避免刺中血管。对于肉眼能看得见的皮下浅静脉，进针时，应尽量避开；对于用手能触及的动脉，寻找搏动的动脉，并以压手按压动脉，以避开该动脉，然后进针；对于不能触及的深部动静脉，需要掌握腧穴解剖结构，缓慢进针，进针过程中，如果患者呼痛，说明可能刺及血管，此时应退针或改变针刺角度，然后再继续进针，以避免刺中血管；对于眼区的穴位，针刺时要少提插、捻转，出针时立即用消毒干棉球按压针孔半分钟。

（六）气胸

1. 概念 气胸是指针刺伤及肺组织，空气进入胸膜腔而出现的一系列症状和体征。

2. 现象 患者突感胸闷、胸痛、气短、心悸，严重者呼吸困难、紫绀、冷汗、烦躁、恐惧，甚则血压下降，出现休克等危急现象。检查时，患侧肋间隙变宽，叩诊呈鼓音，听诊肺呼吸音减弱或消失，气管可向健侧移位。经 X 线检查，可见肺组织被压缩现象。有的针刺创伤性轻度气胸者，起针后并不出现症状，而是过了一段时间才慢慢感到胸闷、胸痛、呼吸困难等症状。

3. 原因 针刺胸背部及颈根部腧穴时，直刺过深，伤及肺组织，可引起创伤性气胸。

4. 处理 一旦发生气胸，应立即起针，并让患者采取半卧位休息，要求患者心情平静，切勿恐惧而翻转体位。一般漏气量少者，可自行吸收。医者要密切观察，随时对症处理，如给予镇咳、消炎类药物，以防止肺组织因咳嗽扩大创口，加重漏气和感染。对严重患者应立即由专科人员实施抢救，如胸腔排气、输氧、抗休克等。

5. 预防 针刺时思想必须集中，选好适当体位。根据患者体形的肥瘦，掌握进针的深度和角度，提插手法的幅度不宜过大；胸背部及颈根部腧穴可采用斜刺、平刺，不宜直刺和长时留针。

（七）刺伤内脏

1. 概念　刺伤内脏是指由于针刺的角度和深度不正确而造成的相应内脏损伤。

2. 现象　刺伤肝、脾，可引起内出血，肝区或脾区疼痛，有的可向背部放射，有的没有明显不适症状。如出血不止，腹腔积血过多，会出现腹痛、腹肌紧张，并有压痛及反跳痛等急腹症症状。刺伤心脏时，轻者可出现强烈刺痛，重者有剧烈撕裂痛，引起心外射血，即刻导致休克等危重情况。刺伤肾脏，可出现腰痛、肾区叩击痛、血尿，严重时血压下降、休克。刺伤胆囊、膀胱、胃、肠等空腔脏器时，可引起疼痛、腹膜刺激征或急腹症等症状。

3. 原因　主要是医者缺乏相应的解剖学、腧穴学知识，对腧穴和脏器的部位不熟悉，加之针刺过深，或提插幅度过大，造成相应的内脏损伤。

4. 处理　损伤轻者，卧床休息一段时间后，一般即可自愈。如损伤较重，或继续有出血倾向者，应加用止血药，并加强观察，注意病情及血压变化。若损伤严重，出血较多，出现休克时，则必须迅速由专科人员进行急救措施。

5. 预防　掌握腧穴的解剖结构，明了腧穴下的脏器组织；针刺胸腹、腰背部腧穴时，应控制针刺深度，行针幅度不宜过大；对肝肿大、脾肿大、心脏肥大、尿潴留的患者，针刺腹部腧穴时，不宜深刺。

（八）刺伤周围神经

1. 概念　刺伤周围神经是指由于针刺操作不正确而造成的周围神经损伤。

2. 现象　针刺腧穴时，当针尖刺入周围神经时，出现电击样的放射感觉后，如再反复实施提插捻转等手法，则有可能损伤神经纤维。由于神经损伤程度的不同可引起受损神经的感觉或运动等功能障碍，如出现局部麻木、发热、疼痛、痛温触觉减退、肌肉瘫痪、反射性肌肉痉挛或挛缩等现象。

3. 原因　多数由于穴位注射、穴位埋线、火针不当造成，少数为毫针引起。

4. 处理　在损伤后立即采取措施，或以针灸、按摩、理疗、中药治疗，嘱患者加强功能锻炼。

5. 预防　医者要学好解剖学知识，掌握腧穴的解剖结构，明确腧穴的神经干和主要的皮神经。针刺腧穴时，特别是穴位注射、穴位埋线时，进针宜慢，若出现电击样的放射感觉后，不宜继续进针，应退针，然后改变针刺方向，再行针刺手法。

（九）刺伤延髓或脊髓

1. 概念　刺伤延髓或脊髓是指由于针刺的角度和深度不正确而造成的延髓或脊髓损伤。

2. 现象　由于延髓内有心跳、血压、呼吸等生命中枢，若误伤延髓时，可出现头痛、恶心、呕吐、呼吸困难、休克和神志昏迷等现象，甚至死亡；若刺伤脊髓，可出现触电样感觉向肢端放射，甚至引起暂时性肢体瘫痪，有时可危及生命。

3. 原因　延髓和脊髓是中枢神经，针刺项部、督脉等一些腧穴，如风府、哑门、风池、大椎、背部正中线第1腰椎以上棘突间腧穴和华佗夹脊穴时，若针刺过深，或针刺方向、角度不当，均可伤及延髓或脊髓，造成严重后果。

4. 处理　当出现上述症状时，应及时出针。轻者，需安静休息，经过一段时间后，可自行恢复；严重患者应请专科人员实施抢救。

5. 预防 凡针刺督脉第 12 胸椎以上腧穴及华佗夹脊穴，都要认真掌握针刺深度、方向和角度。如针刺风府、哑门穴，针尖不可向上斜刺、深刺；风池穴，不可向内侧斜刺、深刺；悬枢穴以上的督脉腧穴及华佗夹脊穴，均不可深刺。上述腧穴在行针时，只宜捻转手法，避免提插手法，禁用捣刺手法。